イラスト
栄養生化学実験

相原英孝・竹中晃子
田村　明・長谷川昇　著

第2版

東京教学社

································· **著者紹介（五十音順）** ·································

相原　英孝　（愛知学泉大学教授・農学博士）

竹中　晃子　（名古屋文理大学名誉教授・理学博士）

田村　　明　（修文大学教授・名古屋学芸大学名誉教授・薬学博士）

長谷川　昇　（同志社女子大学大学院特任教授
　　　　　　　　　　　・石川県立看護大学名誉教授・医学博士）

－イラスト・表紙デザイン－
Othello

まえがき

・食餌を摂らせても，必須アミノ酸一種類の不足でネズミが大きくなれないって，本当？
・摂取したブドウ糖は体内で最終的に二酸化炭素になると授業では聞いているが，本当？

　授業として行う実験の目的は，みずから手を動かして体験し，教室で習ったことがらの
理解を深めることにある．「実験」と聞くと，高校で化学も生物も履修してこなかったと
いう学生さんにとって恐怖に思われるかもしれない．しかし，その戸惑いを払拭していた
だくべくいろいろな工夫が本書に盛られている．まずは，「このテキストを使う前に」と
いう最初の説明を読んでいただきたい．きっと，教室で行われる座学よりも実験室で行う
実験の方がはるかに楽しくなると確信している．

　本書の主な特徴は，

①　からだの働きをよく深く理解するために，代謝に焦点を絞り編集したこと．

　たとえば，三大栄養素の消化作用を通してその構成成分と消化酵素を理解すること，ブ
ドウ糖が代謝されて二酸化炭素が生成すること，代謝に必要な酵素の特徴と補酵素の大切
さを実感すること，学生自身が被験者となり摂取タンパク質の質と量が尿成分の分析より
推定できること，さらに不可欠アミノ酸不足下で飼育したネズミの成長実験よりアミノ酸
バランスの重要性を理解すること，等である．その他，核酸を抽出してその成分を分析し
たり，細胞内小器官の簡便な分画と同定，タンパク質や糖質の定性実験，等も掲載した．

②　実験操作をチャート式で，かつイラストを用いて表現したこと．

　煩雑な実験操作を文章を読みながら行うのでは，実験技術に神経が集中してしまい，実
験内容の意味するところがおろそかになってしまうことがある．実験操作も重要であるが，
実験経過やその結果に重点を置くことの方がより大切と考えたからである．

③　全実験を目的，序論，方法，結果，考察の順に組み，理解しやすくしたこと．

　序論や考察には，最低限理解してほしいことを記載したが，レポート作成の練習として
「悩んでみよう不思議な点」も各実験項目に掲載した．

　本書に掲載した実験の一部を介して，「栄養学」や「生化学」に少しでも興味を抱いて
いただければ，この上ない喜びである．

　本書の企画，出版に終始励ましをいただいた㈱東京教学社社長鳥飼好男氏，およびイラ
スト等の編集に並々ならぬご尽力をいただいた鈴木春樹氏に厚く御礼を申し上げる．

2004 年　春　　著者一同

このテキストを使う前に

このテキストにはいろいろな工夫がこらされている.「このテキストを使う前に」を熟読したのちに実験を開始しよう.

(1) ● 目 的 を完全にマスターしよう.

どのような行動にも必ず目的がある. 各章の初めに, 数行にまとめた目的が掲載されているので, この章の実験の目的は何なのか, 何を理解することが目的なのかをマスターしよう.

(2) ● 序 論 で復習をし, 実験のための基礎知識を確立しておこう.

ある程度の基礎知識がないと, 記載されているだけの操作を行って実験が終了してしまい, 楽しさどころか苦痛のみで終わってしまうことが多い. そのようなことのないように, 各々の実験の背景をできるだけ詳しく理解しておこう. この項目には, このテキストの姉妹版である『イラスト 生化学入門』の参照項目が記されているので, あらかじめ熟読されることを勧めたい.

(3) ● 操 作 をあらかじめ理解しておこう.

実験操作は, すべてチャート式で, かつイラストで示してあるが, イラストのところどころに空欄が設けてある. 実験に先立って, イラストの下欄に記載されている実験操作を熟読し, 空欄を自分でうめることにしよう. 実験室では, 実験のポイントに注意しつつ, 見開きのイラストを見るのみで実験がスムーズに進むことが理想である. なお, 実験操作の記載文章中にある右肩のアルファベットは, 前頁の〔実験材料と試薬〕のアルファベットを示している.

(4) ● 結 果 はテキストの中にこまめに記載しよう.

このテキストは, 自分で記入することにより完成するように作られている. 実験結果を記入すべき空白に, 自分で行って得た実験結果を記載することのみならず, 実験中に見いだしたささいな現象も, こまめにイラスト操作の中に書き込もう.

(5) ● 考察 は自分で考えながら完成させよう.

　考察は，得られた実験結果が何を意味するのかを，文献を参考にしつつ自ら考えて記載するべきである．このテキストでは，得られた実験結果から最低限ここまでは理解してほしい事柄を記載した．考察の文章中にはところどころに空欄が設けられており，そこには自分の実験で得られた結果の数値や，下欄に並べた語群から適切な言葉を選んで記入するようになっている．ぜひ，自分で考えて，考察を作り上げてほしい.

(6) 悩んでみよう不思議な点 ✎ で真剣に悩んでみよう.

　自然科学を発展させるには，常に疑問を投げかけるのが大切といわれているが，実験操作や実験結果をじーっとながめると，なぜだろう？という不思議な点がいくつか見えてくる．この項目ではこのような不思議な点をいくつかピックアップしてみた．問題点を真剣に悩み，それらを明らかにするべく図書館を利用し，レポートにまとめてみよう．どうしてもわからなければ，先生を訪ねてディスカッションするのもよい．生化学の真のおもしろさはそこから始まるかもしれない.

(7) ● 他の実験例 の活用

　このテキストのねらいは，生化学に興味をもってもらうことである．そのために，従来取り上げられてきた生体物質の性質を調べる内容を少なくし，応用面を重要視している．他の実験例は，このテキストでは取り上げなかったが，卒業論文の実験に応用できるものもあり，内容的には興味のあるものばかりである．章末に掲げた文献を参考にしながら，たとえ一つでも実践していただきたいものである.

(8) 実験結果と考察をレポートにまとめる練習は，定性反応を利用しよう.

　第3章から第13章までは，穴埋め形式にはしてあるものの，すでに考察が書かれている．これでは自分で悩みながらレポートをまとめる練習にはならない．そこで，考察を全く記載していない実験として，第14章と第15章に定性反応を掲げた．自分が得た結果からどのように考えてそれぞれの物質を同定したのかを，自分のことばで表現し，レポートにまとめてみよう.

CONTENTS

第1章
実 験 を 始 め る 前 に

1▷ 実験を安全に行うために

実験には常に危険が伴うことを肝に銘じることが必要である.

1 服装など

イ) 実験室では，動きやすい衣服を常に清潔な状態で着用する.

- ・木綿製（またはポリエステル製）の長袖で脱ぎやすい実験衣（白衣または作業衣）を身に付ける.
- ・ボタンはすべてはめ，袖口は器具や試薬びんに引っ掛からないようにしばるか，ゴム紐を入れておく.
- ・手拭いかタオルを常に身につける.

ロ) 履物は，動きやすく滑らない安全なものを着用する.

ハ) 頭髪は，試薬，器具，器械などに触れないように，長い場合はたばねておく. 頭髪は，引火しやすいので，バーナーなどで火を使用している場合は，特に注意が必要である.

2 実験前

イ) 実験の方法をよく理解し，その手順をしっかり頭のなかに入れておく.

ロ) 必要な器具・試薬の確認をする.

ハ) 災害を予想し，その対策を立てておく.

3 実験中

イ) 実験台の上は，常に整理整頓を心掛け，実験に必要なもの以外は置かない.

ロ) 注意力を集中すべきである.

- ・ちょっとした危険へのきざしも見逃さないように観察する.
- ・実験経過を注意深く観察し，ささいなことでも記録する. 実験後に考察する際，重要な手掛かりとなる可能性がある.

4 実験終了後

イ) 後始末をおろそかにしてはいけない.

- ・溶媒の回収，廃棄物質の処理を怠ってはいけない.
- ・器具の洗浄，実験室の掃除（特に破損したガラス器具がある場合は，注意する）は怠らない.

2 ▷ 試薬の取り扱い方と処理方法

実験に使用する試薬は，正しい知識で正しく取り扱えば，危険を回避できるが，いい加減な扱いをすると思わぬ事故を引き起こすことがあるので十分に注意すること．

イ）エーテルなどの引火性の試薬の扱いは，十分な注意を必要とする．使用する場合は，近くにバーナーなど「火種」がないかよく確認すること．

ロ）毒性の溶液は，ピペットで吸ってはいけない．安全ピペッターを用いるか，ビュレットから取るようにする．強酸や強アルカリのような腐食性の物質や酸化剤や還元剤のような反応性の強い物質を扱うときは，安全ピペッターを用いる．

ハ）実験に使用した試薬などは，指示に従って処理すること．勝手に流しへ捨ててはいけない．

3 ▷ 災害の救急対策

1 出 火

イ）出火した場合，いち早く周囲の人へ伝える．「火事だ！」と叫ぶ．

ロ）火元を切り（ガス栓，電源など），消火活動と同時に可燃物を出火場所から離す．

ハ）衣服に火がついたときは，他の人に消してもらうか，床に転がって消す．
　　※ 自然発火性物質および禁水性物質の場合は，乾燥砂などで覆い消化する．注水や水系の消化器の使用は厳禁である．

ニ）火傷の処置は，$10 \sim 15$ ℃の水で直ちに冷却する．最低30分から2時間ぐらい続ける．重症の場合は，すぐに病院へ送る．

2 地 震

イ）出火原因となるガスと電気を切る

ロ）退避するかその場に留まるかは状況に応じて，指導者の指示に従う．

ハ）建物の外へ退避する場合は，いち早く建物より離れ，安全な場所へ避難する．建物内に留まる場合は，薬品や機器などが落下する危険性のある場所からなるべく離れる．

3 外 傷

実験ではガラス器具を使用する機会が多く，破損した場合，破片が鋭利な刃物と化すので，ガラス器具の扱いには十分な注意が必要である．

出血した場合，まず第一に傷口を直接圧迫して止血すること．

4 毒 物

実験では，種々の薬品を使用するため，それぞれの薬品に合った処置法が必要である．処置法を誤るとさらに重症になる可能性があるので，十分に注意して応急措置を行う（巻末の「薬品中毒の応急措置」を参照）．

4▷ 濃 度

1 モル（mole, mol）

　1モルとは，気体，固体，液体にかかわらず，6.02×10^{23}（アボガドロ数）個の分子を集めた量である．例えば，水分子（H_2O）を 6.02×10^{23} 個集めると，その重さは 18.0 g となり，これは水の分子量（水素の原子量 1.0 の 2 個分に，酸素の原子量 16.0 をプラスした値で，18.0）にグラムの単位をつけたものと等しくなる．

　例）1 モルの塩化ナトリウム（NaCl, 式量：23.0 + 35.5 = 58.5）は，58.5 g である．
　　　1 モルのグルコース（$C_6H_{12}O_6$, 分子量：12.0 × 6 + 1.0 × 12 + 16.0 × 6 = 180.0）は，180 g である．

2 モル濃度（mol/L）

　Molar（モーラー）とも呼ぶ．略して M と記すことがある．1 M（mol/L）とは，1 L の溶液中に 1 モルの溶質が溶けている状態の濃度をいう．

　例）1 M（mol/L）の NaCl 水溶液を 1L 調製するには，式量 58.5 の NaCl を 58.5 g 測りとり，精製水に溶かして最終的に 1 L にする．

3 重量濃度（%, ppm, ppb）

　・パーセント濃度（%）
　　① 重量パーセント：試料 100 g 中の溶質の g 数（W/W）．
　　② 容量パーセント：試料 100 mL 中の溶質の mL 数（V/V）．
　　③ 重容パーセント：試料 100 mL 中の溶質の g 数（W/V）．
　　④ ミリグラムパーセント：試料 100 g 中の溶質の mg 数．
　　⑤ ppm（parts per million）：試料 1 kg 中の溶質の mg 数．
　　⑥ ppb（parts per billion）：試料 1 kg 中の溶質の μg 数．

4 規定度（N）

　個々の滴定反応の当量関係から求めた濃度表示法で，当量濃度ともいう．溶液 1 L 中に含まれる物質をグラム当量数で表す．

　例）1 N（1 グラム当量 /L）の NaOH 水溶液を 1 L 調製するには，式量 40.0 の NaOH を 40.0 g 測りとり，精製水に溶かして最終的に 1 L にする．
　　　1 N（1 グラム当量 /L）のシュウ酸水溶液を 1 L 調製するには，分子量 126.1 のシュウ酸を 63.05 g 測りとり，精製水に溶かして最終的に 1 L にする．

5▷ 単 位

　生化学で用いられる単位は，**表1**に示した国際単位系（SI）の7つを基本としている. しかし，実際に使用する場合には，単位が大きすぎたり小さすぎたりして，ゼロを並べて書くことになってしまう. そこで，単位記号の前に接頭語をつけて，桁数を最小限にして表現する. この接頭語は，**表2**に示したように，主に 10^3 ごとに決められている. 例えば，1 m の 1000（10^3）倍が 1 km，1 m の 1000 分の 1（10^{-3}）が 1mm である.

　生化学において使用される SI 基本単位（m や mol）では，例えば次のような関係が成り立つ.

$$10^6 \mu m = 10^3 \text{ mm} = 1 \text{ m} \qquad 10^6 \mu mol = 10^3 \text{ mmol} = 1 \text{ mol}$$

$$10^3 \mu m = 1 \text{ mm} = 10^{-3} \text{ m} \qquad 10^3 \mu mol = 1 \text{ mmol} = 10^{-3} \text{ mol}$$

$$1 \mu m = 10^{-3} \text{ mm} = 10^{-6} \text{ m} \qquad 1 \mu mol = 10^{-3} \text{ mmol} = 10^{-6} \text{ mol}$$

表1 SI 基本単位

物理量	名称	記号
長　さ	メートル	m
質　量	キログラム	kg
時　間	秒	s
電　流	アンペア	A
熱力学温度	ケルビン	K
光　度	カンデラ	cd
物質の量	モル	mol

表2 SI 接頭語

大きい単位			小さい単位		
倍率	接頭語	記号	倍率	接頭語	記号
10^1	デカ（deca）	da	10^{-1}	デシ（desi）	d
10^2	ヘクト（hecto）	h	10^{-2}	センチ（centi）	c
10^3	キロ（kilo）	k	10^{-3}	ミリ（milli）	m
10^6	メガ（mega）	M	10^{-6}	マイクロ（micro）	μ
10^9	ギガ（giga）	G	10^{-9}	ナノ（nano）	n
10^{12}	テラ（tera）	T	10^{-12}	ピコ（pico）	p

SI 単位と並行して使用される単位

a) **体積（L）**：SI 基本単位では，立方メートル（m^3）であるが，立方メートルを用いると数値が大きくなりすぎることが多いので，生化学の研究では体積の単位としてリットルが汎用されている.

b) **重量（g）**：SI 基本単位のキログラム（kg）に対して新しい名称が採用されるまで接頭語と結合して，引き続き用いられている.

c) **時間**：SI 基本単位では，秒であるが，分（min），時間（h）の単位も場合によっては使用される.

6▷ レポートの書き方

　実験は正確な結果を得ることと同時に，得られた結果をもとに考察を加え，それを他の人に正確に伝えることが本来の目的である. したがって，結果が得られた時点では，まだ完全ではなく，レポートが完成してはじめて実験は完了するものである. そこで，一般的なレポートの書き方を説明する.

1 実験ノート

実験を行う上で，あらかじめ実験方法を自分でわかりやすくまとめたり，実験結果を書きとめるために，1冊専用のノートを用意する．また，実験過程で気づいたことなどをメモするためにも利用する．

2 レポート

実験で得られた結果をもとに次のような形でレポートを作成する．

a）緒言（Introduction）

実験の目的をわかりやすく記述する．

b）材料と方法（Materials and Methods）

実験に用いた材料，機器および方法について，読んだ人が同じ実験を間違わずに同じように行えるように詳しく記述する．

c）結果（Results）

参考書などに書かれていることではなく，自分が実際に行った実験によって得られた結果をできるだけ詳細に記述する．

d）考察（Discussion）

緒言で提示した目的について，結果に基づき何が明らかになったのか，得られた結果は何を意味するのかなどを論理的に記述する．感想を記述するのではなく，いろいろな本を参考にして，客観的に記述する．

e）表（Table）と図（Figure）

誰が見てもわかりやすいように工夫して表現する．

参考文献
(1) 化学同人編集部編「新版　実験を安全に行うために」化学同人
(2) 化学同人編集部編「新版　続実験を安全に行うために」化学同人
(3) 日本化学会編「化学実験の安全指針」（改訂3版）丸善

第2章
操作の基本

1▷ 器具の種類と名称

生化学実験によく用いられる容量測定用器具類を**図1**に，汎用器具類を**図2**に示す．

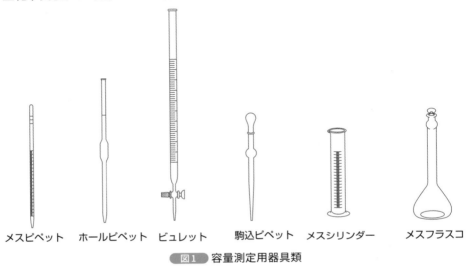

メスピペット　ホールピペット　ビュレット　　駒込ピペット　メスシリンダー　メスフラスコ

図1 容量測定用器具類

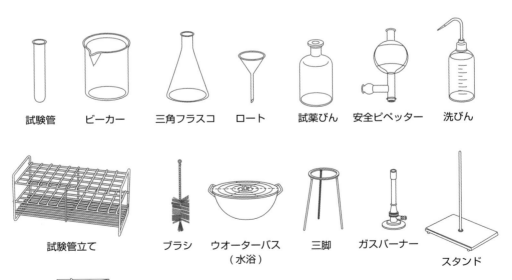

試験管　　ビーカー　　三角フラスコ　　ロート　　試薬びん　安全ピペッター　　洗びん

試験管立て　　　　ブラシ　ウオーターバス　　三脚　　ガスバーナー
　　　　　　　　　　　　（水浴）　　　　　　　　　　　　　スタンド

試験管はさみ

図2 汎用器具類

2 ▷ 主な器具の使い方と使い分け

1 容量測定用ガラス器具の目盛りの読み方

ビュレット，メスシリンダー，ホールピペット，メスピペットなどを用いて，その容量の目盛りを読むときは，目の高さを液面の高さ（メニスカス：液の中心部の最も液面が下がっているところ）と同じにして読むことが必要である．液面より目の位置が上であると，実際より少なく見え，逆に下から読むと多めに見える（図3）

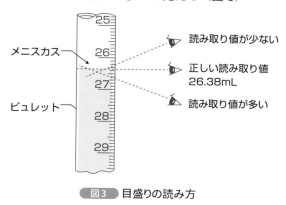

メニスカス

ビュレット

読み取り値が少ない

正しい読み取り値
26.38mL

読み取り値が多い

図3 目盛りの読み方

2 マイクロピペットの使い方

乾燥したチップを強く押し込んで先端につける．分取したい容量に目盛りを合わせる（機種によって合わせ方が異なるので注意）．親指で上端のレバーが無理なく押せるように本体を握る．レバーを軽く止まるまでゆっくり押したまま止め，チップの先端を液につける．数秒かけてゆっくりレバーを戻し，さらに1～2秒液につけたままで止めた後，先端を液から出す．溶液を移したい容器の壁に軽く接触させ，レバーを数秒かけて，軽く止まるところまでゆっくり押す．1～2秒止め，さらにレバーを強く押し込む．粘性が高い溶液を測定する場合は，ゆっくりと液を採取し，時間をかけて排出しなければ正確に測定できない（図4）．

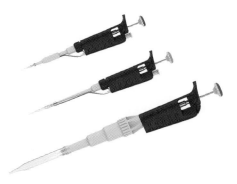

図4 マイクロピペット　　　　（出典：エムエス機器株式会社）

3 分注器の使い方

　分取したい容量に目盛りを合わせてネジで固定する．止まるまでゆっくりレバーを押し上げ，止めたままで溶液を移したい容器の壁に近づけ，レバーをゆっくり押し下げる（**図5**）．

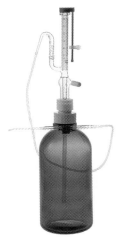

図5 分注器　　　　　（出典：柴田科学株式会社）

3▷ ピペットの容量別使い分け

　微量を精度よく分取するためには，マイクロピペットが便利であり，0.5 μL ～ 10 mL 程度まで分取可能である．一定量を何回も素早く分取するためには，分注器が便利であり，0.2 ～ 60 mL 程度まで分取可能である．

　メスシリンダー，駒込ピペットは精度が低く，例えば，「約 10 mL 取る」ときに使う．メスフラスコ，ホールピペット，メスピペット，ビュレットは精度が高く，例えば，「10.0 mL 取る」ときに使う．この差は，容量器が市販される前の検定を受ける際に，100 mL のメスフラスコでは 0.12 mL までの誤差しか許されていないのに対し，同容量のメスシリンダーでは 0.5 mL まで許されているからである（この許された誤差を公差という）．同様に 10 mL のホールピペットの公差は 0.02 mL であるのに対し，同容量のメスピペットでは 0.05 mL である．したがって，メスピペットよりホールピペットの方が，メスシリンダーよりメスフラスコの方がより正確に採取できる．

4▷ 精製水の種類

　固体の試薬は，水に溶かして使用することが多く，生化学実験に使用する水とは，蒸留水またはイオン交換水（脱イオン水）が一般的である．蒸留水は水道水をガラス容器中で蒸留したものであり，イオン交換水は水道水中に含まれるイオン類をイオン交換樹脂を用

いて除去したものである．本書で使用する実験にはどちらの精製水でもかまわないが，むだ使いしないように心がけねばならない．

5▷ 器具類の洗浄

1 ガラス器具類の洗浄

生化学実験に使用するガラス器具類の清浄な状態とは，器具の外側，内側ともに全面が水で一様に濡れる状態であり，水滴が表面に残る場合は汚れが器具に残っていることを示す．

一般にガラス器具類の洗浄は，中性の液体洗剤をブラシにつけてこすり，汚れを落とすようにする．次に，水道水で十分にすすぎ，洗剤を完全に取り除く．さらに，水道水中のイオン類を除去するために，イオン交換水や蒸留水などの精製水で再度すすぎ，器具を逆さにたてて乾燥させる．手早く乾燥させるために乾燥機を用いることがあるが，容量を測定する器具類は熱によってガラスが膨張し，容量が変わってしまうことがあるので，ほこりがかからないような乾燥棚で自然乾燥させる．

2 共洗い

実験に使用する器具類は，乾燥しているものを使用するのが一般的である．しかし，洗ったばかりで乾燥している器具がないとか，ピペットの内部が濡れている，あるいは後述の分光光度計で吸光度をつぎつぎに測定するときに用いるキュベット（セル）などは，次に測定する溶液の少量で洗浄して用いることができる．このような洗浄のことを共洗いと呼ぶ．例えば，Aの試料を測定したキュベットで引き続きBの試料の吸光度を測定する場合，Aの溶液を廃棄した後，少量のB液をキュベットに入れ，内部をすすいで廃棄する．この操作を2回ほど繰り返してから，B液をキュベットに十分入れて吸光度を測定する．

6▷ 器械の種類と名称，原理，使い方

注意　本文中の器械の使い方は，各器械の原理に基づいた基本的な使用方法であり，掲載する写真の器械類の使い方とは必ずしも一致するものではない．

1 分光光度計 （図6）

有色あるいは無色の透明な液体にさまざまな波長（色）の光を当てると，ある特別な波長の光だけが試料に吸収される．そこで，吸収される波長の光を，一定の強さで試料に当てると，試料の濃度が高いほど吸収される光の量が多くなり，透過する光は少なくなる．試料に当てる前の光（入射光，I_0）に対する透過してくる光（透過光，I）の割合を透過率と呼ぶ（$T\% = I/I_0 \times 100$）．これに対し，透過光に対する入射光の割合を対数値で示

したものを吸光度（$OD = \log I_0/I$）と呼ぶ．吸光度は，光路長（試料を入れるセル）の長さに比例（ランバートの法則）し，試料の濃度に比例（ベールの法則）する．したがって，分光光度計を用いての試料濃度の測定は，ランバート・ベールの法則に基づいて行われている．

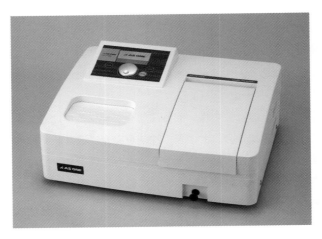

図6 分光光度計　　　　　　　　　（出典：アズワン株式会社）

操作の手順

① スイッチを入れ，10～15分ウォームアップする．
② 使用する波長を設定する（340nm以下の波長の光を紫外線，340～700nmを可視光線という）．
③ 紫外線領域の測定には石英セルを，可視光線領域にはガラスセルか石英セルを用い，セルの2/3程度の高さまで水を入れる．セル室のふたをあけ，光路にセルをセットする．
④ メーターには，吸光度（OD）と透過率（%）の2種類の表示がある．まず透過率に切り替える．セル室のふたが開いている状態（透過光を感知する光電管に光がいかないようにシャッターが閉じている状態）で，透過率0%調節つまみを回して，メーターの数値が0%になるように合わせる．
⑤ セル室のふたを閉じる．光を吸収しない水の透過率が100%になるように調節する．
⑥ ふたを閉じた状態で目盛りが100%となり，開いた状態で0%になることを確認する．
⑦ メーターを透過率から吸光度へ切り替え，ふたを閉じた状態で目盛りが0になっていることを確認する．
⑧ 合っていない場合は，吸光度0合わせつまみで目盛りを0に合わせ，再度④から繰り返す．
⑨ セル室のふたを開け，セルを取り出して測定したい溶液を入れ，吸光度を測定する．

> 注意　生化学実験では，化学反応を起こさせた後の物質の濃度を吸光度から求めることが多い．反応液中には，反応によって変化する物質以外の物質も含まれ，吸光度に影響を与えることがある．純粋に目的物質の濃度を求めるために，反応に用いた試薬に試料の代わりに同量の精製水を加えて吸光度を測定し（これを試薬ブランクという），反応後の吸光度から差し引いて試料の濃度を求める．

2 pHメーター （図7）

溶液の水素イオン濃度〔H⁺〕を測定する器械である．ガラスの薄い膜でできた球状の電極を溶液に浸すと，電極内液の水素イオン濃度と外液の水素イオン濃度が異なる場合，電極の内外で電位が発生する．その結果，同時に測定溶液につけた比較電極（常に一定の電位をもつ電極）との間に電位差が生じ，その電位差が水素イオン濃度と比例関係になる．したがって，2つの電極間の電位差を測定すれば，溶液中の水素イオン濃度〔H⁺〕を求めることができる．

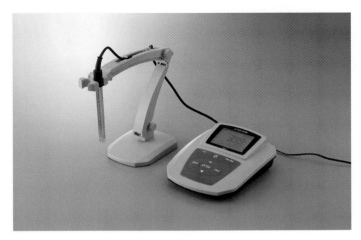

図7 pH メーター　　　　　（出典：アズワン株式会社）

操作の手順

① 電極中に液が十分に入っていることを確認し，電極液の注入口のキャップをはずす．
② スイッチを入れ，10 〜 15 分ウォームアップする．
③ 電極を洗びんを使って，精製水でよく洗い，ティッシュペーパーなどで軽く水分を除く．
④ 中性の標準緩衝液（リン酸緩衝液 pH ＝ 6.86　25℃）に電極を浸し，測定用スイッチを入れ，安定したら目盛りを読む．緩衝液の pH は，温度によって異なるため，水温を測定しておく．測定した目盛りが緩衝液の pH の値にならない場合は，調整用つまみで調整する．
⑤ 測定用スイッチを切り，電極を③と同様に精製水でよく洗う．
⑥ 他の緩衝液（中性より低い pH を測定する場合は，酸性の標準緩衝液 [フタル酸緩衝液 pH ＝ 4.01　25℃]，中性より高い pH を測定する場合は，アルカリ性の標準緩衝液 [ホウ酸緩衝液 pH ＝ 9.18　25℃] に電極を浸し，測定用スイッチを入れ，安定したら目盛りを読む．目盛りが緩衝液の pH の値とずれている場合は，補正用つまみで調整する．
⑦ 測定用スイッチを切り，電極を③と同様に精製水でよく洗う．
⑧ ④あるいは⑥で調整した場合は，再度中性と酸性あるいはアルカリ性の緩衝液に浸し，補正を繰り返す．
⑨ 標準液の pH と同じ値が得られたら，測定用スイッチを切り，電極を③と同様に洗浄する．
⑩ 測定する試料溶液に電極を浸し，測定スイッチを入れる．測定後は，スイッチを切って，電極を洗浄する．

3 遠心機 （図8）

　溶液に溶けずに懸濁している粒子を沈殿させることで目的物質を分離したり，水と油の混合物を分けるときなどに使う．ローターの回転数は，<u>1分間当たりの回転数で表され</u>，rpm（revolution per minute の略）で表示される．3,000 rpm とは1分間に 3,000 回転する速さである．最高回転数によって分類され，5,000 rpm 程度までを遠心機，15,000 rpm 程度までを高速遠心機，40,000 rpm 程度を超遠心機と呼ぶ．

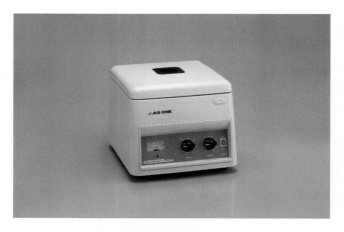

図8　遠心機　　　　　　　（出典：アズワン株式会社）

操作の手順

① 偶数本の遠心管（肉厚ガラスの試験管やプラスチック製の遠心管など）を用意し，2本ずつの重さが等しくなるようにバランサーに乗せて液量を調整する．試料が1本しかないときは，もう1本は水だけを入れた遠心管を用意する．<u>重さが等しい2本の遠心管をローター（スウィングローター；回転によって遠心管が水平に動くもの，アングルローター；回転中も遠心管の角度が固定されているもの）に対角線上にセットする</u>．

② スイッチを入れ，希望の時間にタイマーをセットする．

③ 回転つまみをゆっくり回して，希望の回転数に調整する．

④ 遠心が終わったら，液面を乱さないようにゆっくりと取り出す．

4 天秤 （分銅を使う化学天秤と電子天秤）

　物質の重量を正確に測定するときに使う．化学天秤は，てこの原理で，一方の皿に試料をのせ，他方の皿に一定の重さの分銅をのせて釣り合ったときの分銅の重さが試料の重さとなる．

　電子天秤（図9）は，電気的に上の方向に電磁力を発生させ，試料の重さと釣り合ったときの電流量を測定して重量に換算する天秤であり，精度がよい（最低 1 mg ～ 0.1 mg の重量を測定できる）．いずれにしても，天秤は振動に対してきわめて敏感なので，むやみに振動を与えないような注意が必要である．さらに，分銅は素手でさわらないようにする．

化学天秤の使い方

① 2枚の受け皿を軽く振動させ，針が0をさすようにゼロ点を調節する．
② 試料の重量を測定するときは，試料を左の皿にのせ，右の皿に分銅を重いものから順にのせ，釣り合ったところで分銅の重量を合計する．
③ 一定重量の試料を測り取る時は，左に分銅をのせ，右に釣り合うまで試料をのせていく．

電子天秤の使い方

① スイッチを入れる．
② RE-ZERO を押し，表示を0にする．
③ 試料を皿にのせ，安定マーク（表示部に〇印）が出たら，目盛りを読む．
④ 一定重量の試料を測りたいときは，皿に薬包紙をのせ RE-ZERO を押し，風袋除去する．
⑤ 測り取りたい重さまで試料をのせ，安定マークが出たら重量を確認する．希望の重量に不足であれば，この操作を繰り返す．

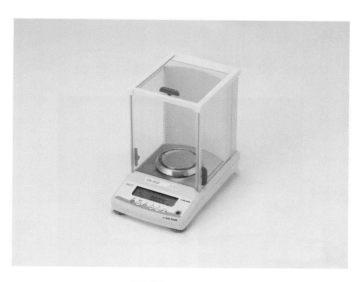

　図9　電子天秤　　　　　　　　（出典：アズワン株式会社）

5 試験管ミキサー （図10）

試験管などに入っている溶液を撹拌したいときに使う．

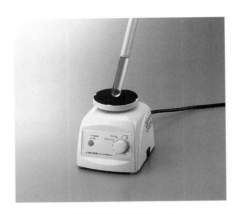

図10 試験管ミキサー　　　（出典：アズワン株式会社）

操作の手順

① スイッチを入れる．
② 試験管の横を，2本の指でしっかり持ち，底をそっとミキサーの回転部分に近づける．
③ ゆっくり試験管を押しつけると，試験管内の液が回転する．
④ 適度の撹拌後，試験管をミキサーから離す．

> 注意　指で押さえたところまで液が上昇してくるので，溶液がたくさん入っている場合，試験管の上の方を持つと液が飛び出すことがある．

6 恒温槽 （図11）

ある一定温度で酵素反応や化学反応を起こさせる場合に使用する．

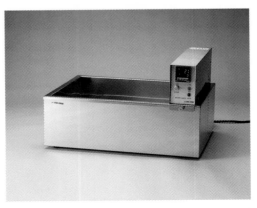

図11 恒温槽　　　（出典：アズワン株式会社）

7▷ 基本操作の実践

● 準備

1 試薬

精製水

2 器具・器械

電子天秤
メスピペット
ビュレット
ホールピペット

● 操作

実験1；天秤でなんでもいいから重さを測ってみよう

　身につけいているアクセサリー，シャープペンシルの芯など，できるだけ軽いものを小数点以下4桁まで測定してみる．

実験2；水1滴の重さの測定と比重の計算

　あらかじめ50 mLの三角フラスコの重さを天秤で測っておく．ビュレットを使って，0の目盛りまで精製水を入れ，1滴ずつ数えながら100滴三角フラスコに滴下する．滴下後のビュレットの目盛りを読み，100滴分の体積を求める．滴下後の三角フラスコの重さを測定し，100滴分の重量を求める．これらの数値から比重を計算する．

実験3；メスシリンダーの誤差（公差）

　精製水を10 mLのホールピペットを用いて，乾いた100 mLのメスシリンダーに10回採取する．メスシリンダーの目盛りからメスシリンダーの誤差を算出する．

実験4；ガラス細工

　60 cm程度のガラス管を平型ヤスリで1/3に切断し，切る練習をする．その内の1つの中央部を加熱し，毛細管を作り，伸ばす練習をする．太い方の2本の口を接触させたまま加熱することにより，つなぐ練習をする．他の1/3を半分に切り，中央部を加熱し，片方を鋭角に，もう片方を直角に曲げる練習をする．残りの1/3を使って，片端を加熱してふさぎ，かつ柔らかくなってから，もう一端から口で吹いて空気を入れ膨らます練習をする（この作業は，ガラス細工用バーナーを使用すると簡単にできる）．

酸とは何か，アルカリとは何か

— 測ってみよう レモンのすっぱさ —

● 目 的

　酸・アルカリの意味，中和の意味を知ることは，生化学実験を行うに際して，また得られた結果を考察する上で重要なことである．この実験では，いろいろな酸性，アルカリ性物質の中和曲線を描き，さらに果実中の酸を中和してその酸性度を調べ，酸とは何か，アルカリとは何かを理解する．

● 序 論

　酸性物質とは，水素イオン（H$^+$）を放出するものであり，酸性の度合いは水素イオン濃度で表される．水素イオン濃度の対数にマイナスの符号をつけたものが pH で，数字が小さいほど酸性が強いことを示す．

$$\text{pH} = - \log \ [水素イオン濃度]$$

　塩酸，硫酸，硝酸などは，水溶液中で分子中の水素イオンをほとんど放出してしまう性質があり，これは強酸と呼ばれる．一方，酢酸の場合，全水素イオンの内のわずか1%程度しか放出しない．このような酸を弱酸という．これに対し，アルカリ性物質（塩基性物質ともいう）とは，水酸化物イオン（OH$^-$）を放出するものをいう．中和とは，酸の水素イオンと塩基の水酸化物イオンが結合して，水ができることをいう．

　さらに，リン酸のように1分子中に解離する水素イオンが3個あるものは，3価の酸といい，3段階の中和反応をする．

　中和点で，酸，アルカリの間に次の式のような関係が成り立つ．

$$NfV = Nf'V'$$

（ N；酸溶液の理論的な規定度，f；酸溶液のファクター，V；中和に必要な酸溶液の体積，N'；アルカリ溶液の理論的な規定度，f'；アルカリ溶液のファクター，V'；中和に必要なアルカリ溶液の体積，Nf；酸溶液の実際の規定度，Nf'；アルカリ溶液の実際の規定度 ）

　ファクター（力価）とは実測値を理論値で除した数字で，実際に測ってみた数値が理論値の何倍かを表す．

● 準備

1 実験材料と試薬

(a)　0.1 N 塩酸水溶液（HCl）

(b)　0.1 N 酢酸水溶液（CH_3COOH）

(c)　0.1 N リン酸水溶液（H_3PO_4）

(d)　0.1 N 水酸化ナトリウム水溶液（NaOH）

(e)　シュウ酸（$HOOCCOOH \cdot 2H_2O$：分子量 126.1）

(f)　水酸化ナトリウム（NaOH：分子量 40.0）

(g)　みかん，レモンなどの果物

(h)　1 % フェノールフタレイン（エチルアルコール溶液）

2 器具・器械

ビュレット	50 mL	1 本
三角フラスコ	50 mL	1 個
	100 mL	3 個
ホールピペット	10 mL	5 本
ビーカー	50 mL	1 個
	100 mL	2 個
	300 mL	1 個
メスフラスコ	250 mL	1 個
ガーゼ		
グラフ用紙		
天秤		
pH メーター		

第3章
酸とは何か，アルカリとは何か

● 操作

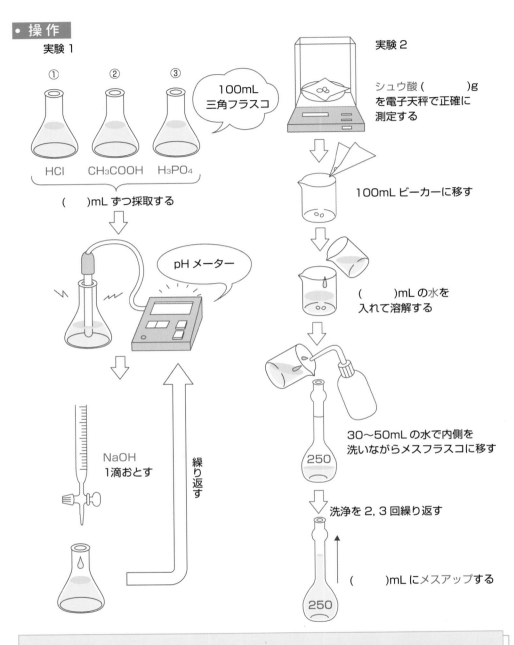

実験1
① ② ③
HCl　CH₃COOH　H₃PO₄

100mL三角フラスコ

（　　　）mL ずつ採取する

pH メーター

NaOH 1滴おとす　繰り返す

実験2

シュウ酸（　　　）g を電子天秤で正確に測定する

100mL ビーカーに移す

（　　　）mL の水を入れて溶解する

30〜50mL の水で内側を洗いながらメスフラスコに移す

洗浄を2, 3回繰り返す

（　　　）mL にメスアップする

実験1　NaOH$^{d)}$ をビュレットに入れ，50 mL の HCl$^{a)}$，CH₃COOH$^{b)}$，H₃PO₄$^{c)}$ を 100 mL の三角フラスコに取る．NaOH を滴下する前に pH を測定しておき，滴下量を X 軸に，測定した pH を Y 軸にプロットする．
実験2　シュウ酸$^{e)}$ 1.5 〜 1.6 g を電子天秤で正確に重量を測定し (Xg)，100 mL のビーカーに移す．30 〜 50 mL の精製水で溶解後メスフラスコに移し，移した後のビーカーに再度，30 〜 50 mL の精製水を入れ，内側を洗いながらメスフラスコに移す．この操作を 2, 3 回繰り返し，精製水を加え 250 mL にする (0.1 N)．X を理論値 1.576 で割り，シュウ酸水溶液のファクターを計算する．

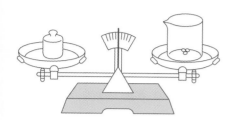 NaOH 約 (　　)g
を測りとる

 フェノールフタレ
イン (　　) 滴を
加える

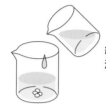 約 250mL の水で
溶かす

 NaOH を滴下する

第 3 章
酸とは何か，
アルカリとは何か

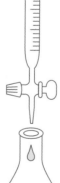

シュウ酸水溶液を
正確に (　　)mL
加える

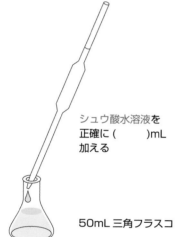

50mL 三角フラスコ

30 秒程度消えないうすい
(　　) 色がつくまで滴下し，
使用した NaOH 量
を正確に記録する

　　50 mL のビーカーを使って，NaOH[f)] を上皿天秤で約 1 g 測り，精製水約 250 mL で溶かす (0.1 N). この一部をビュレットに入れる．10 mL のシュウ酸水溶液をホールピペットを使って，50 mL 三角フラスコに入れ，フェノールフタレイン[h)] 1 〜 2 滴を滴下する．ビュレットに入れた NaOH を，30 秒程度消えな

い薄いピンク色がつくまで滴下する．そのときの，ビュレットの目盛りを読み，中和の式から，ファクターを計算する．
　　みかん[g)] をガーゼで絞り，汁を 5 〜 10 倍に薄め，シュウ酸水溶液と入れ替えて同じ操作を行う．酸が全てクエン酸であるとして重量と濃度を計算する．

● 考 察　　　《　　》には実験に基づく数値，または計算値を入れること.

実験１；滴定する前のpHは，塩酸が《　　》，リン酸が《　　》，酢酸が《　　》であった．これは，（　　　）の（　　　　　　）が最も高く，酢酸は塩酸に比べ《　　》倍水素イオン濃度が低いことを表している．この理由から，塩酸は（ 強・弱 ）酸であり，酢酸，リン酸は（ 強・弱 ）酸に分類される．しかし，塩酸と酢酸の中和滴定曲線を比較すると，中和点までのグラフの形は異なるが，中和に要したアルカリの量は，塩酸では《　　》mL，酢酸では《　　》mLであった．これは，計算式（　　　　）からも明らかである．同様に，リン酸の滴定曲線から，中和に要するアルカリの量を読みとると，《　　》mLと《　　》mLであった．ただし，リン酸の価数は（　　）であるから，理論的には，最終の中和点までに（　　）段階の中和が起こるはずである．しかし，3段階目の中和点は，pHメーターでは検出できないため，見かけ上2段階の中和が起こったように見えるが，最終的な中和点は，式から計算すると《　　》mLである．

実験２；果実の酸は，（　　　　）であり，これを中和するには，正確な濃度の（　　　　）が必要となる．アルカリは吸湿性が高いため，正確な濃度の溶液が作りにくい．したがって，正確な濃度が作れるシュウ酸と中和反応させることにより，アルカリの正確な濃度を算出し，これとみかん汁を中和することにより，みかんの酸度を計算する．

　正確な濃度の0.1 Nシュウ酸250 mLを調整するには，シュウ酸の分子量は126.07だから，理論的には（　　）gを測り，（　　　　　）で（　　）mLにすればよいが，理論的な量をぴったり測るのは不可能である．従って，ファクターを求める．実際に測ったシュウ酸は《　　》gで，理論値は（　　）gであるから，ファクター（＝実測値／理論値）は《　　》となる．調整した0.1 Nシュウ酸溶液の実際の濃度（規定度）は，作ろうと考えた規定度（　　　）に，ファクター《　　》をかけた数値《　　》となる．同様に，0.1 N NaOH 250 mL調整するには，分子量40.0であるから，約（　　）gを測り，約250 mLにした後，正確な規定度のシュウ酸10 mLと中和させればよい．その結果，アルカリは《　　》mL必要とした．

$$\text{シュウ酸} \qquad\qquad\qquad \text{NaOH}$$
$$(\quad) N \times 《\quad》 \times 《\quad》 mL = (\quad) N \times 《\quad》 \times 《\quad》 mL$$
$$\qquad\quad f_{\text{シュウ酸}} \qquad\qquad\qquad\qquad\quad f_{\text{NaOH}}$$

よって，NaOHのファクターを計算すると《　　》となった．このアルカリ溶液でみかん汁の滴定をすると，中和点までで《　　》mLのアルカリを要した．

$$\text{みかん汁希釈液} \qquad\qquad\qquad \text{NaOH}$$
$$《\quad》 N \times 《\quad》 mL = (\quad) N \times 《\quad》 \times 《\quad》 mL$$
$$\quad N_{\text{みかん汁}}$$

よって，みかん汁希釈液の実際の規定度を計算すると《　　》規定となった．希釈倍数《　　》をかけると，もとのみかん汁の規定度は《　　》規定となる．クエン酸の分子量は210.14で，三価の酸であるから100 mLのみかん汁に《　　》gのクエン酸が溶けていることになる．

メスフラスコ	塩酸	水素イオン濃度	アルカリ	$NV = N'V'$
3　クエン酸	1.576	250	0.1　1	

悩んでみよう不思議な点

(1) 酸の濃度を2倍にすると，滴定曲線の形はどうなるか？

(2) NaOHを正確な電子天秤でなく，上皿天秤で測ったのはなぜだと思うか？

● 酸アルカリに関する他の実験例

1. 果実の種類をいろいろ変えて，酸度を測定してみよう．
2. 緩衝液について

　弱酸と弱酸の塩を混ぜると，少量の酸やアルカリを加えても，溶液自体のpHは変化しない液ができる．このような液を緩衝液という．

　近似的に，緩衝液のpHは次の式で計算できる．

$$pH = pK_a + \log \{塩の濃度/酸の濃度\}$$

ただし，pK_aは酸の解離定数で，酸によって固有の値がある．

実験；0.2 M酢酸ナトリウム水溶液と0.2 M酢酸水溶液の混合比を変えた溶液を何種類か作り，濃度比から理論的なpHを計算し，実際にpHメーターで測定した結果と比較してみる（酢酸のpK_aは4.83とする）．

第4章
糖 質 実 験 I

― でんぷん，食べるとどうなる ―

● 目 的

　でんぷんは植物が太陽の光のエネルギーを利用して二酸化炭素と水から作る炭水化物である．私たちが食べたでんぷんは唾液や膵液，腸液に含まれる酵素によって小さな分子に消化され小腸で吸収される．この実験ではでんぷんに消化酵素を混ぜるとでんぷんがどのように分解され，何が生成するかを調べ理解する．

● 序 論

　食物として取り入れた糖質は，消化管を通過する間に，唾液や膵液や腸液に存在する数種類の酵素によって加水分解を受け，単糖にまで分解される．単糖は小腸の絨毛において毛細血管に吸収され，門脈を経て肝臓へ運ばれ，体の各組織に運搬される．唾液や膵液に存在する α-アミラーゼは，α-グルコシド結合を加水分解し，デキストリンやオリゴ糖，マルトースを生成する．小腸上皮細胞から分泌される α-D-グルコシダーゼ（マルターゼ）やカビが作るグルコアミラーゼは，非還元末端から1つ1つグルコースをはずしていく（「イラスト生化学入門」第9章 糖質の消化・吸収 参照）．

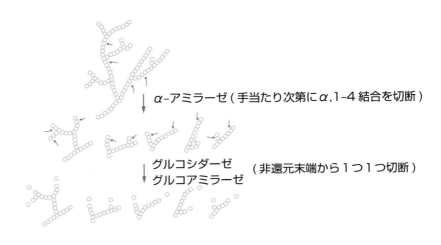

α-アミラーゼ（手当たり次第に α,1–4 結合を切断）

グルコシダーゼ
グルコアミラーゼ（非還元末端から1つ1つ切断）

図1

● 準 備

1 実験材料と試薬

(a) 4％でんぷん溶液

(b) 4％マルトース溶液

(c) 0.1 M 酢酸緩衝液（pH 5.0）

(d) 唾液（10 倍希釈）

(e) 10 mg/mL グルコアミラーゼ（GA）溶液

(f) 10 mg/mL グルコース標準液

(g) エチルアルコール

(h) 展開溶媒（酢酸エチル – イソプロパノール – 水 – ピリジン，26：14：7：2, *v/v*）

(i) アニリン – ジフェニルアミン発色試薬

(j) 0.01 N ヨウ素溶液

2 器具・器械

遠心管		5 本
試験管		10 本
メスピペット	0.5 mL	4 本
	1 mL	3 本
	2 mL	2 本
	5 mL	2 本
ビーカー	100 mL	1 個
シリカゲル薄層板（5 cm × 10 cm）		1 枚
毛細管（5 μL）	数本	
薄層クロマトグラフィー用展開槽		1 個
脱脂綿		
恒温槽		
遠心器		
噴霧器		
ヘアードライヤー		
乾燥器（100 ℃）		
ドラフト		

第4章

糖質実験Ⅰ

● 操 作

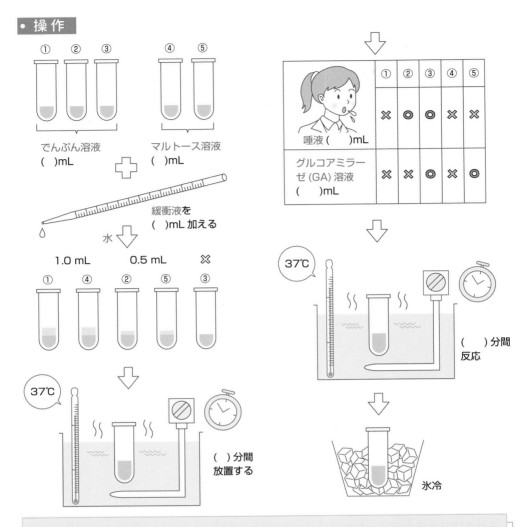

　あらかじめ，口の中をすすぎ，脱脂綿をくわえて唾液をしみこませ，ビーカーに絞り採る．その 0.5 mL に蒸留水 4.5 mL を加えてよく混ぜる．

　試験管①②③にでんぷん溶液 a) 2 mL，④⑤にマルトース溶液 b) 2 mL を入れる．①～⑤の試験管に緩衝液 c) 1 mL を加え，さらに①と④に蒸留水 1 mL，②と⑤に蒸留水 0.5 mL を入れる．撹拌後 37 ℃の恒温槽で約 5 分間予備加温する．②と③には唾液 d) 0.5 mL を，③と⑤にはグルコアミラーゼ溶液 e) 0.5 mL を加え，撹拌後 37 ℃で 40 分反応させた後，氷冷する．

　試験管⑥⑦⑧⑨⑩にエチルアルコール g) 3 mL 分注しておき，①②③④⑤からそれぞれ 1 mL ずつ分取する．撹拌後，3000 回転で 5 分間遠心する．

　グルコース標準液 f) または⑥⑦⑧⑨⑩の上清を毛細管に吸い上げ，薄層プレートの下端から 1.5 cm のところにドライヤーで乾燥しながら塗布する．プレートを展開溶媒 h) の入った展開槽に入れ，溶媒がプレートの上端から 1 cm のところまで上昇したら展開槽から取り出す．風乾後ドラフト内で発色試薬 i) を噴霧し，100 ℃の乾燥器で 10 分間加熱する．残っている①～⑤の試験管にヨウ素溶液 j) を 1 滴加え，色の違いを観察する．

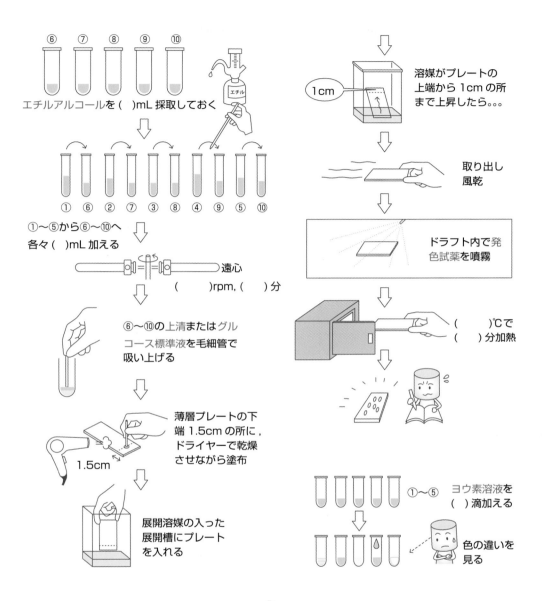

⑥ ⑦ ⑧ ⑨ ⑩

エチルアルコールを（　）mL 採取しておく

① ⑥ ② ⑦ ③ ⑧ ④ ⑨ ⑤ ⑩

①〜⑤から⑥〜⑩へ
各々（　）mL 加える

遠心
（　　　）rpm，（　）分

⑥〜⑩の上清またはグルコース標準液を毛細管で吸い上げる

薄層プレートの下端 1.5cm の所に，ドライヤーで乾燥させながら塗布

1.5cm

展開溶媒の入った展開槽にプレートを入れる

溶媒がプレートの上端から 1cm の所まで上昇したら。。。

1cm

取り出し
風乾

ドラフト内で発色試薬を噴霧

（　　　）℃で
（　　）分加熱

①〜⑤　ヨウ素溶液を（　）滴加える

色の違いを見る

第4章
糖質実験Ⅰ

Point

① 唾液は試験管の口をラップでふさぎ，上下逆さにしてよく混ぜること．
② 遠心した後，沈殿量を観察する．
③ プレートは汚れがつかないように端をもつこと．プレートに塗布位置を記載する場合は鉛筆を使用のこと．
④ 塗布する試料は約 15 μL，グルコース標準液は約 5 μL にする．
⑤ プレートがろ紙に触れないように立てかけ，途中で展開槽のふたをあけない．
⑥ 発色試薬はプレートから約 20 cm 離して噴霧する．
⑦ 展開溶媒は，流しに捨てずに廃液入れに捨てること．

● 結 果

1. 展開後の糖の位置を書き込む.

でんぷん	・
でんぷん＋唾液	・
でんぷん＋唾液＋ GA	・
マルトース	・
マルトース＋ GA	・
グルコース	・

2. エチルアルコールと混合後の沈殿量およびヨウ素液を入れた後の色を書き込む.

	沈殿量	ヨウ素でんぷん反応
でんぷん		
でんぷん＋唾液		
でんぷん＋唾液＋ GA		
マルトース		
マルトース＋ GA		

● 考 察

(1) でんぷん溶液にヨード溶液を加えると（　　　）色に変化したが，唾液を加え 37 ℃ に
しておくとヨード溶液による色の変化が見られなくなった．これは（　　　　　）が唾
液に含まれている酵素である（　　　　　　）によって加水分解され切られてしまった
ために，らせん構造がとれなくなり，ヨードがあっても反応しなくなったためと考え
られる．マルトースは（　　　　　）が（　）個つながった糖であるので，ヨード反応
は起きない．

(2) エチルアルコールを加えるとでんぷんは完全に沈殿し，薄層クロマト上にスポット
は（出た・出なかった）．唾液を加えると酵素の作用により，長いでんぷんの鎖が切
れるため沈殿の量が（多く・少なく）なり，薄層クロマト上にスポットが（現れた・
消えた）．グルコアミラーゼがさらに加わると沈殿量は（多く・少なく）なり，薄層
クロマトではスポットがはっきりと出た．マルトースは二糖類で分子が小さいためア
ルコールによる沈殿は（起こった・起こらなかった）．

(3) でんぷんに酵素が作用するとどのような物質ができてくるかを薄層クロマトグラ
フィーの結果からみると，唾液中に含まれている（　　　　　　　　　）により，でんぷん
は分解されるが（　　　　　　）より高分子の糖（デキストリン）ができ，次にグルコア
ミラーゼが加わると単糖の（　　　　　　　）ができてくることがわかった．マルトース
もグルコアミラーゼの作用を受けて（　）個の（　　　　　　）となる．

(4) 私たちの消化管の中でも同じようなことが起こり，ご飯や芋類に含まれている
（　　　　）は唾液や，（　　　　）に分泌された膵液の中にある酵素の（　　　　　　）
や，小腸の上皮細胞膜に存在する（　　　　　　　　　　）によって分解され，単
糖の（　　　　）になり（　　　　）で吸収され血液中に入る．果汁中にあるスクロー
スは（　　　　）の作用を受けて単糖の（　　　　　）と（　　　　　）に分解され，乳
にある乳糖は（　　　　　）の作用を受けて単糖の（　　　　　）と（　　　　　）
に分解され同様に（　　　　）で吸収される．

```
十二指腸    小腸    でんぷん    グルコース    マルトース
フルクトース    ガラクトース    スクラーゼ    α-アミラーゼ
ラクターゼ    マルターゼ（α-グルコシダーゼ）    紫    2
```

悩んでみよう不思議な点

(1) アミラーゼやグルコアミラーゼ，グルコシダーゼはどんな化学反応を助けるのか？

(2) マルトースとグルコアミラーゼの反応液にエチルアルコールを加えたときにできた少量の沈殿は何の沈殿か？

(3) でんぷんとグリコーゲンの同じ点，違う点は何か？

● 糖質に関する他の実験例

1. じゃが芋をおろし金ですり，水を加えてガーゼでろ過し遠心するとでんぷんが簡単に得られる．時間があれば本章の実験をじゃが芋でんぷんでやってみよう．またでんぷん粒を顕微鏡で観察してみよう．粒の中に粒が成長するときにできた線が見えるか．他の芋や米のでんぷん，かき（貝）のグリコーゲンの形も見てみよう．

2. でんぷんを酵素で分解することにより生成する還元糖を，ジニトロサリチル酸の還元により定量すれば，酵素活性の pH 依存性，温度依存性などが測定できる．

参考文献
(1) D. T. Plummer　広海 啓太郎他訳「実験で学ぶ生化学」化学同人
(2) 今堀 和友　山川 民夫監修「生化学辞典」東京化学同人
(3) 日本生化学会編「生化学実験」糖質（下）東京化学同人

第5章
糖 質 実 験 Ⅱ

— グルコースは細胞の中でどう変わる —

● 目 的

　私たちの体を構成する細胞は，主に吸収したグルコースからエネルギー（ATP）を生成している．この実験では，ヒトの体の細胞の代わりに酵母を用い，糖が代謝されると最終的に何ができるか，その途中の過程で何ができるかを理解する．

● 序 論

　グルコース（$C_6H_{12}O_6$）の体内での役割の１つはエネルギーを供給することである．秋になって落葉を集めてたき火をすると，落葉もグルコースが集まったセルロースからできているので，空気中の酸素を使いながら激しく燃えて熱を発生する．ご飯やパンのでんぷんも私たちの体の中で酸素と反応して燃えるが，たき火の場合と異なり，酵素の作用を受けながら酸化され，ATP という化学エネルギーを供給する．細胞内にとりこまれたグルコースは化学エネルギーを作り出しながら次々に自身の姿を変え，最終的には二酸化炭素と水になる．植物が太陽の光を使って，二酸化炭素と水から作ったグルコースは，私たちに生きるためのエネルギーを与えて，また二酸化炭素と水にもどる（「イラスト生化学入門」第３章 糖質からどのようにしてエネルギーができるか 参照）．

　酵母は，酸素があるときには私たちの細胞と同じように，グルコースを分解してピルビ

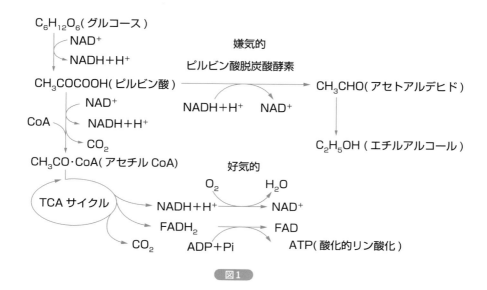

図1

ン酸にし，さらに酸素で酸化して二酸化炭素と水にする．しかし，酸素が存在しないと図1に示すように，アセトアルデヒドを経てエチルアルコールを作り出す．これを発酵という．

● 準 備

1 実験材料と試薬

(a)　10％グルコース溶液

(b)　ドライイースト（酵母）

(c)　0.14％水酸化カルシウム溶液

(d)　ベーキングパウダー（$NaHCO_3$と酒石酸などが含まれている）

(e)　酵母懸濁液（0.5 g／5 mL，pH 7.4）

(f)　10％トリクロロ酢酸溶液

(g)　2,4 - ジニトロフェニルヒドラジン溶液

(h)　5％水酸化ナトリウム溶液

2 器具・器械

ビーカー	300 mL	1個
三角フラスコ	100 mL	2個
試験管		4本
遠心管	15 mL	2本
ビュレット		1本
ゴム栓付きポリエチレン管		1個
恒温槽		1台
スタンド		1個
試験管立て		1個
メスピペット	1 mL	7本
	5 mL	1本
遠心機		
分光光度計		

● 操 作

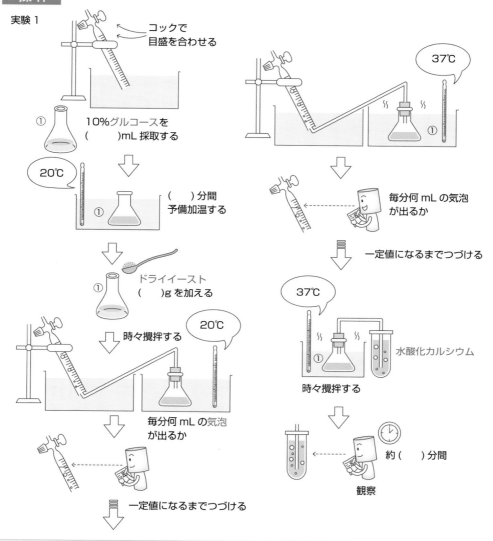

実験1

コックで目盛を合わせる

①　10%グルコースを（　　）mL 採取する

20℃　①　（　　）分間予備加温する

①　ドライイースト（　　）g を加える

時々攪拌する　20℃

毎分何 mL の気泡が出るか

一定値になるまでつづける

37℃

①

毎分何 mL の気泡が出るか

一定値になるまでつづける

37℃

①　水酸化カルシウム

時々攪拌する

約（　　）分間

観察

実験1　ビーカーとコックを閉じたビュレットに水を満たし，ビュレットを逆さにして，ビーカーの水中に立てスタンドに固定する．ビュレットのコックを少し開き，任意の目盛りまで水を出す．三角フラスコ①にグルコース溶液 a) を 25 mL 入れる．①を 20℃の恒温槽中で 5 分間予備加温する．ドライイースト 1 g を①に加え，ポリエチレン管の先端をビュレットに入れ，発生する気体を捕集する．最初の数分間に発生する気体は無視する．三角フラスコを時々振りながら，ほぼ一定の速度で気体が発生するようになったら，毎分何 mL 出るかをメモしながら一定値に達するまで行う．次に，恒温槽の温度を 37℃に設定する（温度上昇に時間がかかるようであれば，恒温槽に熱湯を加えても良い）．恒温槽の温度が 37℃で安定したら，①の三角フラスコを恒温槽に入れ，5 分間予備加温し，以後 20℃の場合と同様に 1 分間当たりに発生する気体の量を求める．次に水酸化カルシウム溶液を入れた試験管にポリエチレン管の先端を入れ，約 10 分間待ち変化を観察する．

第5章

糖質実験 II

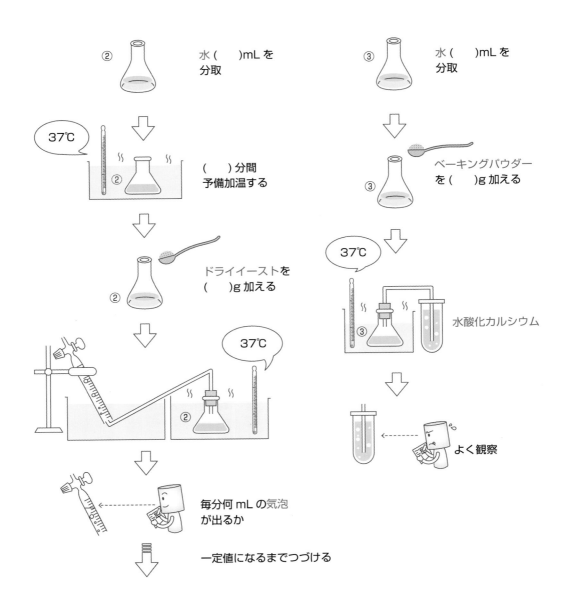

② 水 ( )mL を分取

37℃
② ( )分間予備加温する

② ドライイーストを( )g 加える

37℃
② 毎分何 mL の気泡が出るか

一定値になるまでつづける

③ 水 ( )mL を分取

③ ベーキングパウダーを( )g 加える

37℃
③ 水酸化カルシウム

よく観察

　　三角フラスコ②にグルコースの代わりに水 25 mL を入れ，37℃の恒温槽中で発生する気体の量を，グルコースを加えた三角フラスコの場合と同様に測定し，1 分間当たりに発生する気体の量を求める.

　　別の三角フラスコ③に水 25 mL とベーキングパウダー d) 0.5 g を入れ，37℃に温めながら，ポリエチレン管を水酸化カルシウム溶液 c) に入れて変化を観察する.

実験2

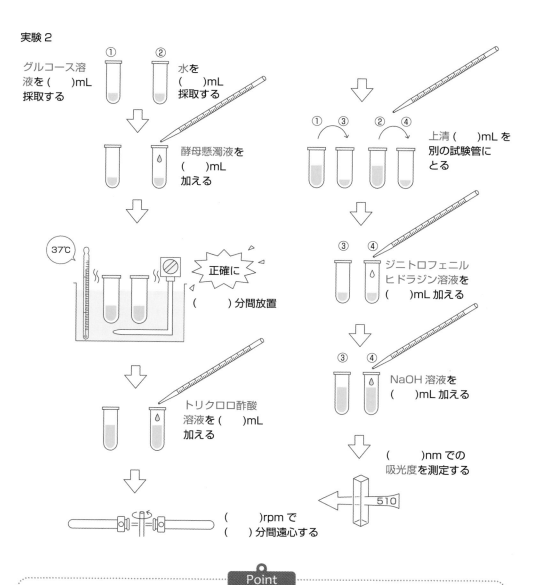

グルコース溶液を(　)mL採取する

水を(　)mL採取する

酵母懸濁液を(　)mL加える

37℃

正確に

(　　)分間放置

トリクロロ酢酸溶液を(　)mL加える

(　　)rpmで(　　)分間遠心する

上清(　)mL を別の試験管にとる

ジニトロフェニルヒドラジン溶液を(　　)mL 加える

NaOH 溶液を(　)mL 加える

(　　)nm での吸光度を測定する

510

Point

① 酵母懸濁液は直前に調整し，氷冷しておくこと．

② 遠心管を必ず対称的に置くこと！

実験2　2本の遠心管①②を用意し，①に 10 ％ グルコース溶液 a) を 1.0 mL，②に水を 1.0 mL 採取する．それぞれの遠心管に酵母懸濁液 e) (pH 7.4) 1.0 mL を入れ，37℃で 30 分間保温する．その後，冷トリクロロ酢酸溶液 f) を 1.0 mL 加え反応を止める．2500 rpm で 10 分間遠心し，上清 1.0 mL を別の試験管③④ に取り，各々にジニトロフェニルヒドラジン溶液 g) 0.5 mL を加え，よく混合する．さらに各々の試験管に水酸化ナトリウム溶液 h) 3.0 mL を加えて混合した後，510 nm での吸光度を測定する．

● 結 果

1. 気体の発生量

①の三角フラスコ　　　20℃の場合　　　[　　　　　]　mL／分

　　　　　　　　　　　37℃の場合　　　[　　　　　]　mL／分

②の三角フラスコ　　　37℃の場合　　　[　　　　　]　mL／分

2. 水酸化カルシウムの溶液に気体を入れると，どのように変化したか.

①の三角フラスコ

[　　　　　　　　　　　　　　　　　]

③の三角フラスコ

[　　　　　　　　　　　　　　　　　]

3. ピルビン酸の測定結果

10 % グルコースを添加した試験管の吸光度　　　（　　　　　　　　）

水を添加した試験管の吸光度　　　　　　　　　（　　　　　　　　）

● 考 察

（1）　酵母は単細胞生物で回りの溶液から栄養源を取り込み，生きている．私たちの体
は多くの細胞から成りたっているが，一つ一つの細胞は回りの血液や組織液から栄養
を取り入れている．グルコースと酵母の入ったフラスコからは気体が発生（した・し
なかった）が，グルコースを入れてないフラスコからは発生（した・しなかった）．
発生した気体を水酸化カルシウム溶液（石灰水）に通すと（　　　　　　　　　　）が
生じた．ベーキングパウダーを水に溶かすと気体が発生した．この気体もまた石灰水
と反応して（　　　　　　　　）を生じた．ベーキングパウダーには（　　　　　）
が入っているので，発生した気体は（　　　　　　　　）である．この結果から酵
母はグルコースがあると（　　　　　　　　　　）を発生することが明らかとなった．

　　しかし，酵母を37℃で保温したときは気体を発生したものの，20℃ではほとんど発
生（した・しなかった）．したがって，グルコースが酵素分解を受けて（　　　　　　）
にまでなるには温度が必要であることがわかった．

　　　酵母を水またはグルコース溶液に懸濁させて37℃で保温した後，トリクロロ酢酸
を加え酵母の（　　　　　　）を沈殿させ，その上清にジニトロフェニルヒドラジン
を加え，アルカリ性にしたところ，水に懸濁させたものの吸光度は（低かった・高かっ
た）が，グルコース溶液に懸濁させたものの吸光度は（低かった・高かった）．これは，
グルコースを加えて保温することにより，グルコースから（　　　　　　　）が生成し
たことを示す．

　　これらの結果を考え合わせると，酵母はグルコースを細胞内に取り込み（　　　　）
系を経てピルビン酸とし，さらに空気中の酸素を利用してTCA回路を経て，
（　　　　　　　　　）と水に完全に酸化させることがわかった．私たちの体の中の
細胞も同じように食物として取り入れた炭水化物を呼吸で取り入れた酸素を用いて
（　　　　　　　　　）と水に酸化し，気体の（　　　　　　　　　）を鼻から，水を汗
や（　　　　）として排泄している．

> タンパク質　　解糖　　白い沈殿　　二酸化炭素（CO_2）
> 尿　　重曹（$NaHCO_3$）　　ピルビン酸

悩んでみよう不思議な点

(1) 発生した気体と水酸化カルシウムとの反応を化学式で書こう.

(2) パンやケーキを作る時に，酵母（イースト）やベーキングパウダーを使うのはなぜか？

(3) 酵母に添加したグルコースが，ピルビン酸に留まることなく，またアルコールを生成することなく，すべて二酸化炭素に代謝されたと仮定したとき（実際上は考え難いが），1 g の酵母は 10 分間にどれだけのグルコースを消費することになるか．10 分間に発生したガス量は自分の結果より，また気体の 1 mol は常温常圧で 22.4 L であることを考慮に入れて計算しなさい.

参考文献
(1) ユネスコ編　小林 実訳「ユネスコ　実験のくふう 600 例」大日本図書
(2) D．T．Plummer　広海 啓太郎他訳「実験で学ぶ生化学」化学同人
(3) 日本生化学会編「生化学実験」糖質（下）東京化学同人

第6章
脂 質 実 験

— 卵の黄身，食べるとどうなる —

● 目 的

　中性脂肪やリン脂質あるいはコレステロールなどの脂質は，水に溶けないがクロロホルムやエーテルなどの有機溶媒に溶ける．この実験では，卵黄に含まれる脂質を有機溶媒で抽出し，それらの種類を薄層クロマトグラフィーで調べるとともに，消化酵素のリパーゼやホスホリパーゼが，どの脂質をどのように加水分解するかを理解する．

● 序 論

　脂質には，1分子のグリセリンに3分子の脂肪酸がエステル結合しているトリグリセリド，脂肪酸の他にリン酸も含むリン脂質，あるいは動脈硬化発症の原因物質であるコレステロールなどがある．生体内でのトリグリセリドはエネルギー貯蔵として，またリン脂質やコレステロールは細胞膜の構成成分として働いている（「イラスト生化学入門」第4章　脂質の構造と働き　参照）．

　卵黄にもこれら脂質は含まれているが，摂取したトリグリセリドはリパーゼにより，またリン脂質はホスホリパーゼにより，次のように分解されてから吸収される（「イラスト生化学入門」第9章　脂質の消化・吸収　参照）．

| 膵リパーゼによる
トリグリセリドの加水分解 | ホスホリパーゼ A_2 による
ホスファチジルコリンの加水分解 |

トリグリセリド
↓
ジグリセリド ＋1× 脂肪酸
↓
2-モノグリセリド ＋2× 脂肪酸

ホスファチジルコリン
↓
リゾホスファチジルコリン ＋1× 脂肪酸

● 準備

1 実験材料と試薬

(a) 10 mM トリス緩衝液（10 mM 塩化カルシウム含有，pH 7.4）

(b) 卵黄希釈液

(c) 酵素液Ⅰ（リパーゼ溶液）

(d) 酵素液Ⅱ（ホスホリパーゼ溶液）

(e) クロロホルム – メチルアルコール（1 : 1，v/v）混液

(f) 標準脂質：ホスファチジルコリン（PC）

                リゾホスファチジルコリン（LPC）

                トリグリセリド（TG）

                脂肪酸（FFA）

(g) 展開溶媒；リン脂質用：クロロホルム – メチルアルコール – 水

                  （65 : 25 : 4，v/v）

          中性脂質用：石油エーテル – エーテル – 酢酸（70 : 30 : 1，v/v）

(h) ヨウ素蒸気

2 器具・器械

試験管		3 本
メスピペット	0.2 mL	4 本
	2.0 mL	1 本
薄層クロマト用プレート（5 cm × 10 cm）		2 枚
脂質塗布用毛細管（ガラス製の毛細管）		数本
展開槽		2 個

    ※蒸気を充満させる目的で，槽の内壁にろ紙を巻き付けるのが好ましい．

分注器

恒温槽

発色槽

● 操作

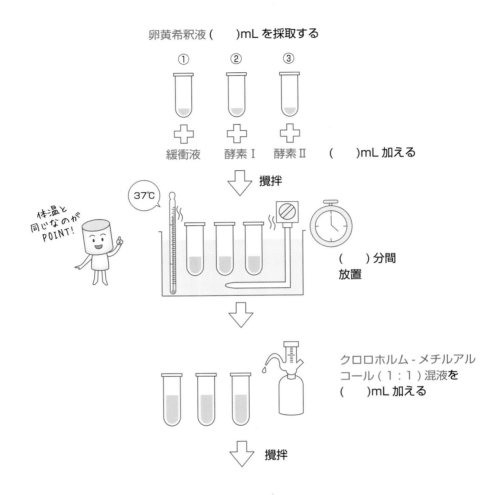

卵黄希釈液 (　　)mL を採取する

① ② ③

緩衝液　酵素Ⅰ　酵素Ⅱ　(　　)mL 加える

攪拌

37℃

体温と
同じなのが
POINT!

(　　) 分間
放置

クロロホルム - メチルアル
コール (1 : 1) 混液を
(　　)mL 加える

攪拌

　　3 本の小試験管①②③に卵黄希釈液[b] 0.1 mL を採取し，①には緩衝液[a] を，②には酵素液Ⅰ[c] を，③には酵素液Ⅱ[d] をそれぞれ 0.1 mL 加え，撹拌した後 37℃の恒温槽中で 20 分間反応させる．反応終了後，各試験管に溶媒[e] を 2 mL 加え，撹拌する．図のように，2 枚の薄層板に 3 検体の脂質と標準脂質を毛細管で塗布する．薄層板（A）は中性脂質用の，（B）はリン脂質用の展開槽に入れる．溶媒が薄層板の上端から約 2 cm のところまで上昇したら展開槽から取り出す．薄層板を風乾し，溶媒臭が消失したらヨウ素の発色槽に入れ，各脂質の位置，色の濃さをスケッチする．

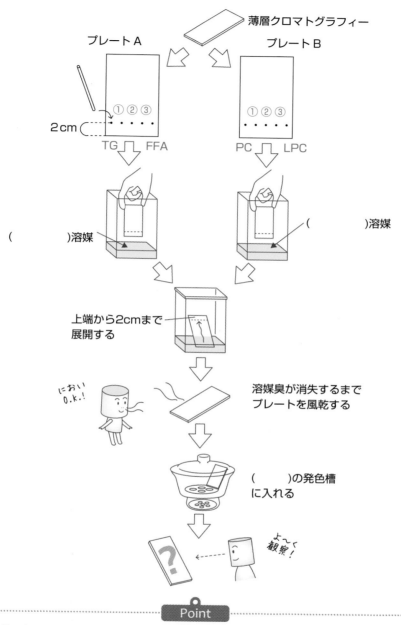

薄層クロマトグラフィー

プレートA　　　　　　プレートB

2cm

① ② ③　　　　　① ② ③

TG　FFA　　　PC　LPC

（　　　　）溶媒　　　　　　　（　　　　　）溶媒

上端から2cmまで
展開する

におい
O.k.!

溶媒臭が消失するまで
プレートを風乾する

（　　　）の発色槽
に入れる

よ〜く
観察！

?

Point

① 薄層板を汚さないように板の端をもつこと．薄層板に検体番号や塗布位置を記載する
場合は鉛筆を使用する．
② 塗布する量は，毛細管の先を3〜5回軽く薄層板に接触させる程度．
③ 薄層板がろ紙に触れないように展開し，途中で展開槽のふたをあけないこと．
④ 発色後はすみやかにスポットの位置と濃さを記録すること．色が消えたら再度発色槽
に入れる．
⑤ 有機溶媒は，流しに捨てずに廃液入れに捨てること．

● 結 果

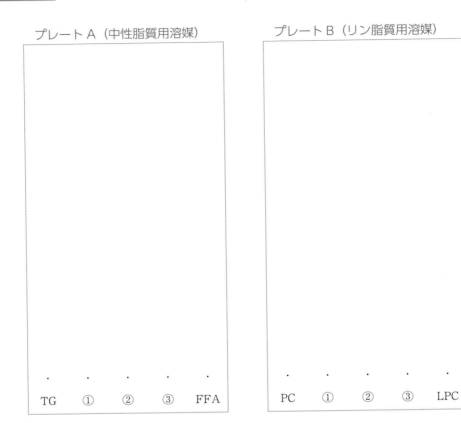

プレートA（中性脂質用溶媒）

TG　①　②　③　FFA

プレートB（リン脂質用溶媒）

PC　①　②　③　LPC

参考　各脂質の移動位置（目安）

中性脂質用展開溶媒

溶媒先端
コレステロールエステル，
トリグリセリド

脂肪酸

コレステロール

モノグリセリド

原点（リン脂質）

リン脂質用展開溶媒

溶媒先端
コレステロールエステル，
　　　　　　　トリグリセリド
脂肪酸
モノグリセリド

ホスファチジルエタノールアミン

ホスファチジルコリン
リゾホスファチジルエタノールアミン

スフィンゴミエリン
リゾホスファチジルコリン

原点

● 考 察

(1) 食品として摂取する卵黄中の脂質組成は，検体（　　）のレーンから理解できる．主な脂質は，プレートAより中性脂質として（　　　　　　　　　）が，プレートBよりリン脂質として（　　　　　　　　　）が含まれていることがわかる．

(2) プレートAの検体①と検体②のスポットを比較すると，検体②の（　　　　　　　　）が著しく減少し，代わりに検体①にはほとんど見えなかった（　　　　　　　　）や（　　　　　　　　）のスポットが検体②に認められる．このことは，中性脂質の（　　　　　　　　）がリパーゼの作用を受けて，（　　　　　　　　）や（　　　　　　　　）と，（　　　　　　　　）に分解されたことが理解できる．また，プレートBの検体①と検体③を比較すると，検体①に認められた（　　　　　　　　）のスポットが検体③でほとんど消失し，代わりに（　　　　　　　　）と（　　　　　　　）のスポットが現れている．このことから，（　　　　　　　　）は（　　　　　　）を分解することが理解できる．

(3) 酵素反応には基質特異性がある．プレートAからは，リパーゼを加えた検体（　　）のレーンを見ると，検体を塗布した部分に（　　　　　　　）が残っている．一方，プレートBを見ると，ホスホリパーゼを加えた検体（　　）のレーンを見ると（　　　　　　　）が残っている．このことから，リパーゼは（　　　　　　　　）を分解できないし，ホスホリパーゼは（　　　　　　　）を分解できないことが理解できる．

> リン脂質　　ホスファチジルコリン　　　トリグリセリド　　　リゾホスファチジルコリン
> ジグリセリド　　　モノグリセリド　　　脂肪酸　　ホスホリパーゼA　　　①　②　③

悩んでみよう不思議な点

(1) 卵黄に有機溶媒（クロロホルムとメチルアルコール混液）を加えた後，生じた不溶物は何か？

(2) 卵黄は水で希釈できるのに，それから抽出した脂質を水で薄められないのはなぜか？

(3) 2種類の展開溶媒を使い分けたのはどうしてか？

● 脂質に関する他の実験例

1. 薄層の発色試薬（下記の試薬は，刺激性があるので噴霧はドラフト内で行うこと）

   ① **リン脂質の発色**：20 ％リンモリブデン酸 – エチルアルコール溶液（w/v）を噴霧後，100℃で 10 分間加熱する．

   ② **コレステロールの発色**：$FeCl_3 \cdot 6H_2O$ 50 mg を 90 mL の水に溶かし，これに酢酸 5 mL と濃硫酸 5 mL を加える．この溶液を噴霧後，100℃で 3 分間加熱する．

   ③ **アミノ基含有リン脂質の発色**：0.1 ％ニンヒドリン – エチルアルコール溶液（w/v）を噴霧後，100℃で数分間加熱する．

2. 血漿脂質の定量

   　血漿脂質として，動脈硬化との関連性から臨床的に頻繁に測定されているものはコレステロールとトリグリセリドである．いずれも酵素反応を利用した簡便な方法が用いられており，酵素と試薬類を混合したセット（キットと呼ばれる）が市販されている．

3. リン脂質の定量

   　リン脂質は分子の中にリン酸を 1 分子含んでいるので，リン脂質の定量としてはこのリン量を定量する．原理的には，リン脂質を強酸の存在下で加熱して無機リンにし，これとモリブデン酸を反応させて発色させ定量する．

4. 脂肪酸の分析と定量

   　各種脂肪酸の分離分析にはガスクロマトグラフィーが用いられる．脂肪酸を気化させるため，一般的には脂肪酸をメチルエステルにした後，高温下で気化させ，ヘリウムガスか窒素ガスを媒体として分離剤を充填したカラムかあるいはキャピラリーカラムを通すことによって分離分析する．各々の脂肪酸量の定量には，一定量の内部標準物質（自然界にほとんど存在しない脂肪酸がよく用いられる）を試料に添加する方法が用いられる．

参考文献
(1) 日本生化学会編「新生化学実験講座」4　脂質Ⅱリン脂質，東京化学同人
(2) 日本生化学会編「生化学実験講座」3　脂質の化学，東京化学同人
(3) 田村 善蔵校閲，由岐 英剛編「生化学分析法」南江堂

MEMO

第7章
タンパク質実験

— 卵の白身，食べるとどうなる —

● 目 的

　タンパク質の立体構造は，温度やpHによって容易に変化する．この実験では，卵タンパク質と牛乳タンパク質の加熱凝固と等電点沈殿から，それらの性質を理解する．また，摂取したタンパク質は消化酵素によって分解されてから吸収される．この実験では，トリプシンによるタンパク質の消化についても理解する．

● 序 論

（1）タンパク質の性質

　タンパク質の立体構造は，ペプチド結合などの共有結合よりも弱いイオン結合や水素結合，疎水結合などによって保たれている．したがって，熱や酸，有機溶媒によりこれらの結合が切断されるとタンパク質の立体構造が維持できなくなり，機能が果たせなくなる．このような状態をタンパク質の変性と呼ぶ．熱によるものを加熱変性というが，加熱凝固温度はタンパク質の種類により異なる．

　タンパク質中の酸性アミノ酸の側鎖は，中性，アルカリ性溶液中で負（－）の電荷をもち，塩基性アミノ酸の側鎖は，酸性，中性溶液中で正（＋）の電荷をもっている．そのため，タンパク質全体の電荷も溶液のpHにより変化し，ちょうど＋と－の数が等しくなる溶液のpHを等電点という．構成しているアミノ酸の違いからタンパク質の種類によって，等電点は異なる．等電点では，タンパク質が沈殿しやすく，これを等電点沈殿という（「イラスト生化学入門」第2章 タンパク質の不思議な性質 参照）．

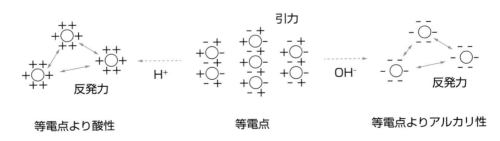

図1 タンパク質溶解液の pH 変化による電荷の変化

（2）タンパク質の消化

　タンパク質は，いろいろな種類の消化酵素により分解を受ける．ポリペプチド鎖の端から順番に分解を受けるのではなく，まずある程度の長さをもつペプチドにおおまかに切断される．さらに小さなオリゴペプチドに分解され，最終的にはアミノ酸にまで分解されて吸収される．タンパク質によっては加熱変性させることによって，消化酵素による分解がより受けやすくなるものもある（「イラスト生化学入門」第9章 タンパク質の消化・吸収参照）．

● 準 備

1 実験材料と試薬

- (a) 卵黄液
- (b) 卵白液
- (c) 2.4 % スキムミルク溶液
- (d) 0.1 N HCl 溶液
- (e) 卵白 20 倍希釈液
- (f) トリプシン溶液（0.5 mg/mL）
- (g) 10 % トリクロロ酢酸
- (h) ローリー法試薬
- (i) フェノール試薬
- (j) 10 mM リン酸緩衝液（pH 7.6）

2 器具・器械

試験管		8 本
大試験管		5 本
メスピペット	1.0 mL	8 本
	2.0 mL	4 本
	5.0 mL	1 本
駒込ピペット	5 mL	1 本
ビーカー	100 mL	3 個
	200 mL	1 個
ガラス棒		2 本

恒温槽
沸騰水浴
温度計
pH メーター
スターラーと撹拌子
遠心機
分光光度計

● 操作

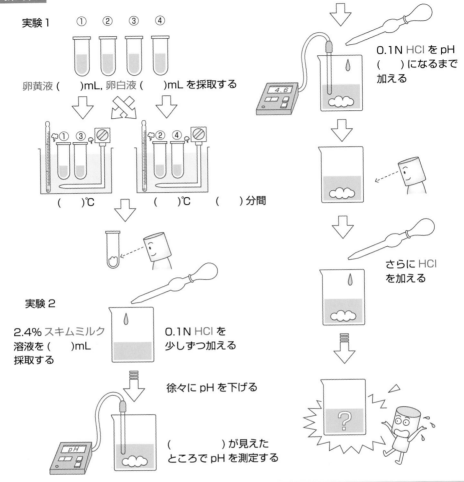

実験1

① ② ③ ④

卵黄液（　　）mL, 卵白液（　　）mL を採取する

（　　）℃　（　　）℃　（　　）分間

実験2

2.4% スキムミルク溶液を（　　）mL 採取する

0.1N HCl を少しずつ加える

徐々に pH を下げる

（　　　　　）が見えたところで pH を測定する

0.1N HCl を pH（　　）になるまで加える

さらに HCl を加える

実験1　タンパク質の熱変性

4本の試験管を用意し，卵黄液[a] または卵白液[b] の 2.0 mL を2本ずつ採取する．卵黄液と卵白液の試験管各1本を80℃または65℃で30分間加熱し，観察する．

実験2　タンパク質の等電点沈殿

スキムミルク溶液[c] 100 mL を 200 mL ビーカーにとり，これに少しずつ HCl[d] を加える．沈殿物が生じたところで pH を確認し，さらに HCl[d] を加えて pH を 4.6 にする．溶液の状態を観察した後，さらに HCl[d] を加えて pH を下げると溶液の状態がどのように変化していくかを観察する．

Point

① タンパク質の変性；加熱温度を正確に守ること．

② 等電点沈殿；スターラーを速く回すと沈殿物がわかりにくい場合がある．また，塩酸を加えても最初 pH の低下が遅いが，後で急に下がることもあるので注意する．

③ タンパク質の消化；沸騰水中で加熱する際，やけどしないように，また，試験管には油性ペンで名前を書かないと文字が消えてしまうことがあるので注意すること．

実験3

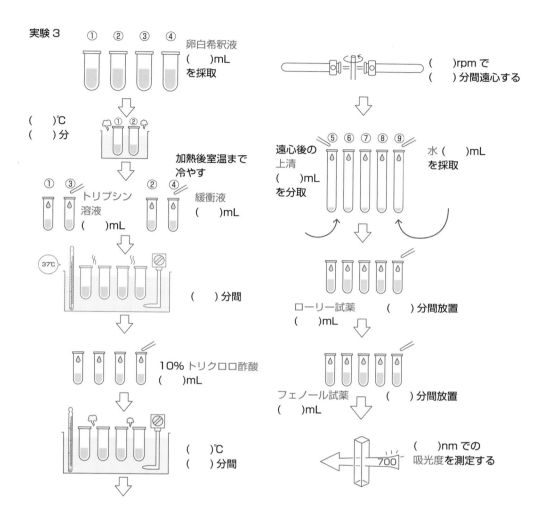

実験3　タンパク質の消化

　4本の小試験管（①〜④）を用意し、それぞれに卵白希釈液[e] 2.0 mL を採取する。①②の試験管は 100℃で 15 分間加熱する。室温まで冷やした後、①と③にはトリプシン[f] 1.0 mL を、②と④には緩衝液[j] 1.0 mL を加える。①〜④の試験管を 37℃で 15 分間保温した後、冷却する。その後 4 本の試験管に 10 ％冷トリクロロ酢酸[g]を 1.5 mL 加える。①〜④の試験管を 100℃で 15 分間加熱する。室温まで冷やした後、①〜④の試験管を 2500 rpm で 10 分間遠心分離する。新しい 5 本の大試験管（⑤〜⑨）を用意し、遠心後の上清から 1.0 mL を⑤〜⑧に、⑨の試験管には水を 1.0 mL 分取する。各々の試験管にローリー法試薬[h] 5.0 mL を加えて撹拌し、5 分間放置後、フェノール試薬[i] 0.5 mL を加えて撹拌する。30 分間放置後、⑨を対照にして 700 nm の吸光度を測定する。

● 結 果

1. タンパク質の加熱変性

試料	加熱温度	試験管内の試料の様子（かたまり具合など）
卵白	80℃	
	65℃	
卵黄	80℃	
	65℃	

2. タンパク質の等電点沈殿

　　濁りが見え始めた pH　（　　　　　　　　　　）

　　pH 4.6 になった時の試料の状態（　　　　　　　　　　　　　　）

　　さらに HCl を添加し，濁りが消えた時の pH（　　　　　　　　　）

3. タンパク質の消化

試料番号	試料の処理方法	遠心分離後の沈殿量	吸光度
①	加熱変性卵白にトリプシン添加		
②	加熱変性卵白に緩衝液添加		
③	生卵白にトリプシン添加		
④	生卵白に緩衝液添加		

● 考 察

（1）タンパク質の熱変性

　加熱によってタンパク質の（　　　　　　　）が壊れ,その結果,凝固したと考えられる.また,（　　　　）の場合,65℃でも80℃でも完全に凝固したが,（　　　　）の場合は,65℃ではまだ流動性のあるゲル状のいわゆる「半熟」の状態であるが,80℃で完全に凝固した.このように,タンパク質によって,凝固温度が異なる.したがって,熱変性を起こす温度はタンパク質によって異なることが推察される.殻付きのまま卵を普通にゆでると,（　　　　）の部分から加熱され,徐々に（　　　　）部分の温度が上昇する.加熱時間を調整することによって,卵黄と卵白が完全に凝固していない半熟卵ができ上がる.しかし,65℃の卵黄は凝固するが卵白は凝固しないので,この温度で十分に加熱すると,（　　　　　　）が半熟で,（　　　　）が完全に凝固する.これが（　　　　　　）の原理である.

（2）タンパク質の等電点沈殿

　スキムミルクのpHを塩酸によってカゼインの等電点の（　　　　　　　　）付近にすると（　　　　）が生成され,さらにpHを下げると,（　　　　　）が消失する.このことから,牛乳中のカゼインタンパク質は,等電点付近で（　　　　　）になることが認められた.この原理は,ヨーグルトの製造で見られる.すなわち,乳酸菌の産生する乳酸によって,牛乳のpHが徐々に低下し,（　　　　　　）付近になると牛乳中のカゼインタンパク質が等電点沈殿を起こし,全体が凝固する.

（3）タンパク質の消化

　この実険では,消化酵素（　　　　　　）を作用させた後,トリクロロ酢酸添加と100℃での加熱によって酵素タンパク質を変性（　　　　）させ,その後遠心分離している.（　　　　　　）によって消化されなかった変性卵タンパク質は（　　　　）して沈殿するが,消化された（　　　　）は沈殿しない.したがって,遠心後の沈殿量が少ない,あるいは（　　　　）法で発色する物質が上清中に多いということは,トリプシンによるタンパク質の消化が進んでいることを意味する.

　遠心分離後の沈殿量を比較すると,トリプシンを生卵白に添加しても,添加していない試料でも沈殿量はほとんど（　　　　　　）.また,（　　　　）法で調べた吸光度も2本（③と④）の試料の間にほとんど変化がなかった.これに対して,（　　　　）させた卵白にトリプシンを加えたところ,遠心後の沈殿量は明らかに（　　　　　）し,ローリー法で調べた吸光度もトリプシン添加の方が明らかに（　　　　　）.したがって,立体構造が維持されている生卵白のタンパク質よりも加熱処理によって（　　　　　）が変化したタンパク質の方が（　　　　）の作用を受けやすいことが明らかになった.

4.6　　立体構造　　沈殿物　　卵黄　　温泉卵　　トリプシン　ペプチド　　卵白
不溶性沈殿物　　失活　　凝固　　ローリー　　変わらなかった　　加熱変性
減少　　高かった　　立体構造　　消化酵素

悩んでみよう不思議な点

（1）牛乳は加熱しても凝固しないが，卵は加熱すると凝固するのはなぜだろう？

（2）スキムミルクに塩酸を加えたところ，pH の低下にともない沈殿があらわれた．
pH 4.6 で最大の沈殿が生じた後，より多くの塩酸を加えたところ沈殿が消失した．
再び溶解したのはなぜか？

● タンパク質に関する他の実験例

1．牛乳からのカゼインの単離

　牛乳中の主要なタンパク質であるカゼインの等電点は，実験 2 で行ったように pH 4.6 である．これを利用して牛乳からカゼインを単離することができる．

　牛乳に 0.1 N HCl を加えて正確に pH 4.6 に調整する．不溶物が生じるので，3000 rpm，20 分間の遠心分離によって沈殿物を得る．その沈殿物に pH 7 程度の緩衝液を加えて溶解し，再度 0.1 N HCl を加えて沈殿させる．この操作を数回繰り返すことによって，牛乳からカゼインを単離することができる．

2．血清タンパク質の分離・分析　－塩析法と電気泳動法－

　血液から赤血球や白血球，血小板などの血球成分を除去した液体部分を血漿といい，さらに血漿から血液凝固に関与するフィブリノーゲンを除去した液体部分を血清という．血清中には多くの種類のタンパク質が含まれている．

① 塩析法によるタンパク質のおおまかな分離

　タンパク質は構成するアミノ酸の種類によって溶解度が異なる．硫酸アンモニウム（硫安）は溶解度のきわめて高い化合物であるが，この硫安が溶ける最大量の半分量（半飽和状態）を血清に加えると不溶物が生じる．この不溶物は溶解度の低いグロブリンである．遠心分離によってグロブリンを除去した後，さらに硫安を加えて生じる不溶物は溶解度の

高いアルブミンである．遠心操作後の沈殿物に水を加えれば，それぞれグロブリン，アルブミン溶液を得ることができ，さらに透析膜等を使用して硫安を除去することもできる．

② 電気泳動法によるタンパク質の分離

個々のタンパク質には異なる数の酸性アミノ酸や塩基性アミノ酸が含まれているため，タンパク質の荷電量が異なる．したがって電気泳動を行うと，陽極や陰極へ移動する距離が異なり，血清タンパク質を分離することができる．

セルロースアセテート膜の陽極側から約 1 cm の位置に膜幅 1 cm 当たり 0.4 ～ 0.8 μL の血清を線状に塗布する．バルビタール緩衝液（pH 8.6）中で膜幅 1 cm 当たり 0.8 mA の定電流で約 45 分間電気泳動を行った後，0.8 ％ポンソー 3 R・1 ％トリクロロ酢酸溶液中で 1 分半染色し，1 ％酢酸溶液で脱色する．陽極側からアルブミン，α_1-，α_2-，β-，γ- グロブリンに分画され，最陽極側にプレアルブミンが観察できるときもある．染色された各画分を切り取り，0.01 M NaOH を用いて試験管内で抽出後，500 ～ 540 nm における吸光度を測定する．アルブミンを除く各画分には複数のタンパク質が含まれている．たとえば，α_2- グロブリン画分にはハプトグロブリンやセルロプラスミン，α_2 マクログロブリンなどが含まれており，これらは肝障害で減少することから，血清電気泳動パターンは病気の診断にも利用されている．

参考文献
(1) D. T. Plummer 著　広海 啓太郎他訳「実験で学ぶ生化学」化学同人
(2) 佐藤 泰編著「食卵の科学と利用」地球社
(3) 日本生化学会編「生化学実験講座」11 アミノ酸代謝と生体アミン（上）東京化学同人
(4) 林 淳三編　浅野 勉，倉沢 新一，中島 滋，中村 カホル，藤森 直江著「生化学実験」建帛社
(5) 東京化学同人「生化学事典」

第8章
核酸実験

― 取り出してみよう DNA ―

● 目 的

　核酸は生物の細胞には必ず存在し，私たち一人一人の遺伝情報を保持している大事な物質である．顕微鏡では細胞の中に核が見え，その中に核酸（DNA）があると知っていても，その存在を実感できるものではない．そこで，核酸を抽出して，毛糸のような核酸をガラス棒に巻き取って実感し，さらにその性質を調べよう．

● 序 論

　私たちの体を構成する細胞がいろいろな働きをするためには，酵素タンパク質を初めとする数万種類のタンパク質を必要とする．この全てのタンパク質のアミノ酸配列の情報は，塩基配列の形で各々の細胞の DNA の中に全て納められている．この塩基配列がアミノ酸の種類を決定し，アミノ酸が順次結合して，ペプチドになり，さらにタンパク質となる．細胞が生きてゆくためになくてはならないこの DNA の塩基配列は，体のどの細胞（生殖細胞と免疫細胞を除く）でも同じである．目に見えない細胞の中にある DNA をそのまま引っ張り出すと，約 170 cm という信じられないほどに長い DNA が，からまることなく，細胞の核の中にしまいこまれている（「イラスト生化学入門」第 5 章 核酸の構造とはたらき 参照）．

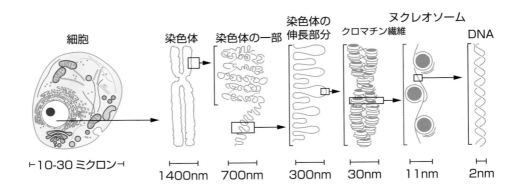

● 準 備

1 実験材料と試薬

(a) 鶏レバー

(b) 緩衝液 I：1 mM トリス緩衝液（50 mM　EDTA 含有，pH 7.4）

(c) 緩衝液 II：10 mM トリス緩衝液（1 mM　EDTA 含有，pH 7.4）

(d) 10 ％ラウリル硫酸ナトリウム溶液（SDS）

(e) 5 M 塩化ナトリウム溶液

(f) クロロホルム

(g) エチルアルコール

(h) ジフェニルアミン試薬

(i) 5 M 硫酸

(j) 30 ％ 過酸化水素水

(k) 5 ％ モリブデン酸アンモニウム液

(l) アミノナフトールスルフォン酸試薬

2 器具・器械

シャーレ　10 cm		1 個
解剖用はさみ		1 個
ホモジナイザー（ポッター型撹拌器付）　50 mL		1 個
ポリプロピレン製遠心管	50 mL	2 本
メスピペット	10 mL	2 本
	5 mL	1 本
	2 mL	2 本
	1 mL	6 本
駒込ピペット	2 mL	1 本
恒温槽		1 個
ペーパータオル		1 枚
試験管（大）		10 本
水浴		
試験管ばさみ		
アルミホイル		
実験用保護めがね		1 個
ドラフト		
遠心機		
分光光度計（260 nm）		

第8章

核
酸
実
験

● 操 作

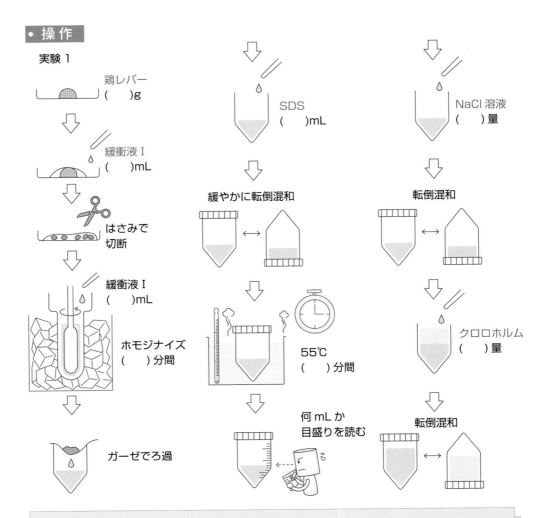

実験 1

鶏レバー ( )g

緩衝液 I ( )mL

はさみで
切断

緩衝液 I ( )mL

ホモジナイズ ( )分間

ガーゼでろ過

SDS ( )mL

緩やかに転倒混和

55℃ ( )分間

何 mL か
目盛りを読む

NaCl 溶液 ( )量

転倒混和

クロロホルム ( )量

転倒混和

実験 1　鶏レバー[a)]約 1 g をシャーレに取り，緩衝液 I[b)] を 1 mL 加える．その緩衝液をかけながらできるだけ細かく裁断する．ホモジナイザーに移し，9 mL 緩衝液[b)] を追加する．氷水の中で約 1 分間ホモジナイズする．ガーゼでろ過しながら遠心管に移し，SDS[d)] を 0.5 mL 加え，遠心管のふたをしっかり閉めて緩やかに転倒混和する．粘度が出てくるが均一になるまでよく撹拌する．55℃恒温槽に 15 分間放置する．遠心管の目盛りから溶液量を量り（約 8 mL となる），5 M 塩化ナトリウム溶液[e)] を目盛りから読みとった液量の 1 / 10 量（約 0.8 mL）加え，ふたをしっかり閉めて転倒混和させながら緩やかに撹拌する．クロロホルム[f)] を同量（約 8 mL）加えて約 1 分間同様に緩やかに撹拌すると白く

なる．これを 1800 rpm で 15 分間遠心すると，3 層に分離できる．一番上の層を新しい遠心管に駒込ピペットで吸い上げ移す．このとき，中間層や下層を吸い込まないようにする．また遠心管の目盛りから液量を読み，その 2 倍量のエチルアルコール[g)]（約 16 mL）を加え，どうなるかよく観察しながらゆっくり撹拌する．出てきた沈殿を一度ガラス棒に巻き取ってみよう．

　その後，再び液に戻し遠心し（1800 rpm 5 分）アルコールを捨てた後，しばらく遠心管を逆さにペーパータオルの上に立てておきアルコール分を除く．緩衝液 II[c)] を 10 mL 加え，ゆっくり撹拌して溶解させる．紫外部分光光度計で吸収スペクトルを測定し，吸収極大の波長を調べよう．

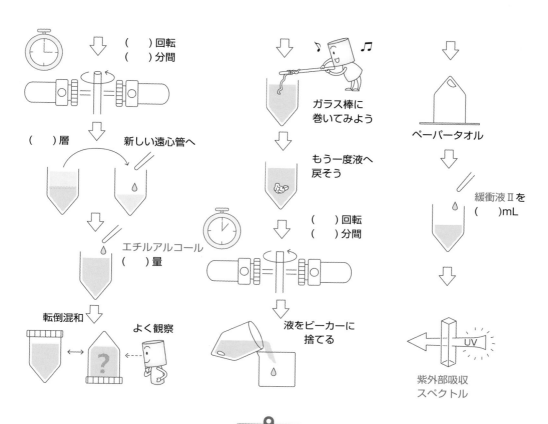

( ) 回転
( ) 分間

( ) 層　　　新しい遠心管へ

エチルアルコール
( ) 量

転倒混和

よく観察

ガラス棒に
巻いてみよう

もう一度液へ
戻そう

( ) 回転
( ) 分間

液をビーカーに
捨てる

ペーパータオル

緩衝液Ⅱを
( )mL

UV

紫外部吸収
スペクトル

Point

① レバーをできるだけ細かく切ること.
② 緩衝液Ⅰをかけながら，はさみで切ること.
③ 遠心管の手による撹拌はゆっくりよく混ぜること.

実験2

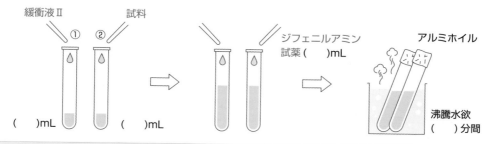

緩衝液Ⅱ　　　　試料
①　　②

( )mL　　( )mL

ジフェニルアミン
試薬( )mL

アルミホイル

沸騰水欲
( )分間

実験2　試験管2本用意し，①にはトリス・
EDTA緩衝液Ⅱ^c)を2 mL，②には実験1で
得られたDNA試料2 mLを入れる. さらに
①と②にジフェニルアミン試薬^h)5 mLを加
えて，アルミホイルを試験管の口にかぶせ
る. 沸騰水浴中で10分間加熱する. ①と
②の試験管の色を観察する.

実験3

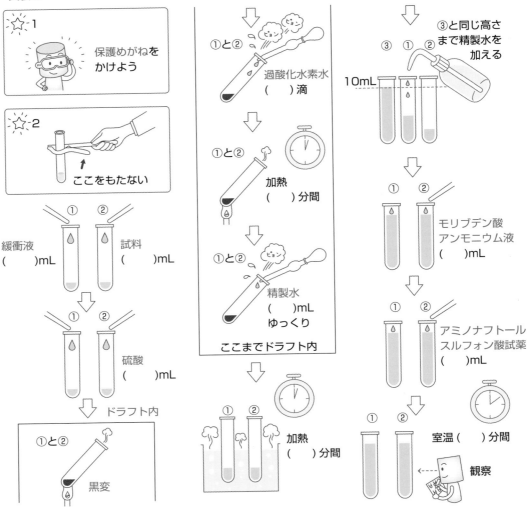

実験3　この実験では濃度の高い硫酸を加熱するので，実験用めがねをかけ，指示に従って注意して実験を行うこと．試験管3本用意する．①には緩衝液Ⅱ ^{c)} を0.5 mL，②には実験1で得られたDNA試料0.5 mLを入れ，①と②に5M硫酸 ⁱ⁾ を0.5 mL加える．ドラフトの中で試験管の底を直火であぶり加熱すると白煙が出て，溶液の色が黄色から黒色へ変化してくる．黒色になるまで必ず加熱すること．次に過酸化水素水 ^{j)} を2滴加えるが，突沸するので試験管の口を絶対人の方に向けないこと．続いて1分間直火で加熱する．

次の操作もゆっくり気をつけて行うこと．精製水2 mLを加熱後の各試験管に少しずつ加える．一気に加えると沸騰してやけどをする可能性がある．この後の操作は各実験台で行う．沸騰水浴中で10分間加熱する．③の試験管に水10 mLをとる．その高さと同じになる位まで①と②の試験管に精製水を加えて全量を約10 mLとする．①と②にモリブデン酸アンモニウム液 ^{k)} 0.2 mLとアミノナフトールスルフォン酸試薬 ^{l)} 0.2 mLを加える．室温で10分間放置し，色を観察する．

58

実験4

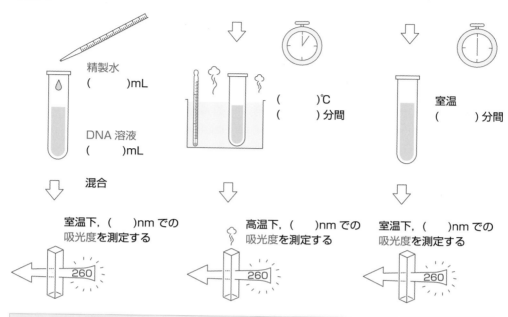

実験4　試験管に精製水を 9 mL 入れ，さらに，実験で得られた DNA 試料を 1 mL 加える．よく混ぜた後，260 nm での吸光度を測定する．次に 95℃の水浴で 5 分間加熱し，その直後に 260 nm での吸光度を測定する．その液を室温に 30 分間放置し，再び吸光度を測定する．

（右欄外）

※正しくは下記を参照

第8章

核酸実験

● 結 果

1. クロロホルムを加え遠心した後（イ）とエタノールを加え撹拌した後（ロ）の絵を描こう．また吸収スペクトルを書こう．

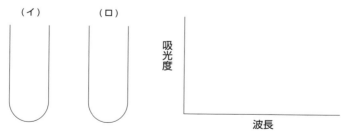

（イ）　　（ロ）

吸光度

波長

2. ジフェニルアミン試薬を加えた後の①と②の試験管の中の色を塗ろう．

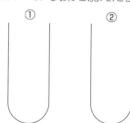

①　　②

3. アミノナフトールスルフォン酸試薬を加えた後の試験管の中の色を塗ろう.

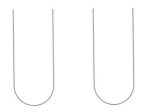

4. 温度を変更した後の吸光度を書こう.

	室温	加熱直後	加熱後 30 分間室温
吸光度（260 nm）			

● 考察

　細胞内の核酸には（　　　）と（　　　）の 2 種類がある.（　　　）は核やミトコンドリアに存在するが,（　　　）はさらに（　　　）にも存在する. DNA の抽出実験では細胞を破砕した後, ラウリル硫酸ナトリウムを加えて,（　　　）を溶解した. ラウリル硫酸ナトリウムは（　　　）であるので（　　　）のリン脂質と結合して破壊する. 細胞が壊れると同時に（　　　　　　　）も溶液中に出てくるので, その酵素活性を阻害するために（　　　）を含む緩衝液を使用した. 次にクロロホルムを加えると, 細胞から出てきた（　　　　）が変性し, 水溶液とクロロホルム層の（　　）に茶色く見えた. その後, エタノールを加えることにより, DNA の（　　　）が落ちたために（　　　　）が見えた.

　DNA は糖の（　　　　　　　）, その間を連結している（　　　）, 4 種類の（　　）からなっている. アデニンとグアニンは（　　　）塩基, シトシンとチミンは（　　　）塩基である. ジフェニルアミン試薬はこのうち（　　　）塩基と結合した（　　　　）, または塩基が結合していない（　　　　　　）と反応して（　　　）を示した.

　また, 実験 3 では DNA を強酸の（　　　）と加熱することで（　　　　　　　）と（　　　）の間の結合が切れ, 出てきた（　　　）とモリブデン酸アンモニウムが反応して（　　　）となった.

　DNA 溶液を加熱すると吸光度は（　　）した. これは DNA が常温では塩基と塩基の間に（　　）結合があるため,（　　）鎖となっているが, 高温ではこの（　　）結合が切れて（　　）鎖となるためである.（　　）鎖では塩基の向きがバラバラになるため, より光を吸収しやすくなるためと考えられ, 濃色効果という. さらに室温に放置すると再び（　　）鎖となるため吸光度は（　　）した. しかし, とてもゆっくり室温に戻したわけではないので, 加熱する前とは異なる塩基どうしで（　　）結合を作ってしまったため

に完全に元の吸光度には戻らなかった．このような吸光度の変化は各生物の種類によって，DNA の GC 含量（水素結合の数が多い）が異なるため温度による変化も異なる．

DNA 分解酵素　界面活性剤　水素　細胞質　細胞膜　タンパク質　DNA　RNA　リン酸　プリン　デオキシリボース　ピリミジン　糸状の沈殿　界面　溶解度　硫酸　エチレンジアミン四酢酸ナトリウム（EDTA）　一本　二本　塩基　青色　上昇　低下

悩んでみよう不思議な点

(1) 小さな細胞の中に 170 cm もの DNA がどのようにしまわれているのだろう．

(2) 糸のような DNA に私たち生物のどんな情報が入っているのだろう．

(3) 鶏と人の DNA の何が異なっているのだろう．

第8章

核
酸
実
験

● 核酸に関するその他の実験例

λファージ DNA を制限酵素で切断し，制限酵素地図を作ってみよう．

　λファージは大腸菌を宿主とするウイルスで 48502 塩基の二本鎖 DNA を有する．その λファージ DNA を Pvu I（CGAT↓CG の配列を切断）と Sma I（CCC↓GGG の配列を切断）でそれぞれに切断，および両酵素で二重切断する．電気泳動直前に 65℃，10 分加熱後，氷水で急冷した後，5 × Loading 液と混ぜ，0.5 ％ アガロースゲルでサイズマーカとともに電気泳動を行う．染色後バンドの移動距離の逆数をグラフにプロットし，バンドの長さを求め制限酵素地図を作製する．

参考文献
(1) J. Sambtook, E. F. Fritsch, T. Maniatis. Molecular Cloning, Cold Spring Harbor Laboratory Press 1989
(2) 林 淳三編　中村 カホル他著「生化学実験」核酸の定量　建帛社

第9章
酵素実験 I
—酵素の特徴：反応時間，基質との親和性，阻害—

● 目的

　私たちの体は摂取した食物を多くの化学反応で変化させながら生命を維持している．これら無数の反応は，触媒としての酵素の働きにより速やかに進められている．例えば消化酵素で分解したときの速度は，酵素を使わずに分解するときよりも数十万倍も速くなる．

　酵素反応にはいろいろな特徴がある．この実験では酸性ホスファターゼを用いて，酵素反応の時間経過および基質濃度と反応速度との関係を理解する．

● 序論

　酵素は摂取食物の消化だけでなく，生体内でエネルギーを産生したり，体成分の合成や分解などあらゆる化学反応に関わっている．

　酵素反応では化学変化を受ける基質が酵素の活性部位に結合して複合体をつくる．そこで化学反応が起きて基質から生成物ができ，生成物が酵素から離れていく．酵素は何度でも基質と結合して反応を起こすことができる．したがって反応時間が長ければそれだけ基質から生成物が多くできることになる．また，基質は必ず酵素の活性部位に結合しないと生成物になれないので，基質濃度が低ければ酵素は次々に基質と結合して化学反応を進めることができる．しかし，基質濃度があまりに高くなると酵素の仕事量が限界に達し，ある速度以上には反応を進めることができなくなる（「イラスト生化学入門」第6章 酵素反応の性質 参照）．酵素が基質と結合する力（親和性）が高いほど反応は早く進行する．酵素と基質との親和性（Km）は基質濃度を変えたときの反応速度曲線から求めることができる（最大反応速度（V_{max}）の1/2に達する基質濃度）．また，速度の逆数（$1/v$）を Y 軸に基質濃度の逆数（$1/[S]$）を X 軸にプロットし直線を引くと（これを Lineweaver-Burk プロットという），Y 軸との交点が $1/V_{max}$ を，X 軸との交点が $-1/Km$ を示す．

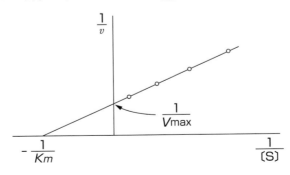

この実験では基質であるp-ニトロフェニルリン酸（p-NPP）を酸性ホスファターゼで
p-ニトロフェノール（p-NP）とリン酸に分解する反応を調べる．この酵素は前立腺，赤
血球，肝臓，脾臓などの組織に存在する．赤血球ではグリセロリン酸を分解するはたらき
をしている．肝臓ではリソソーム中でリン酸化タンパク質や，核酸のリン酸をはずすはた
らきをする．実験では生成物のp-ニトロフェノールを発色させて容易に定量できるので，
生体内にはないp-ニトロフェニルリン酸を基質として用いる．

p-ニトロフェニルリン酸　　　　　p-ニトロフェノール　　　　リン酸
　　　　　　　　　　　　　　　（アルカリ性で黄色に発色）

● 準 備

1 実験材料と試薬

(a)　50 mM クエン酸緩衝液（pH 4.9）

(b)　基質液：10 mM p-ニトロフェニルリン酸（a の緩衝液で調製）
　　　　　　：1.0 mM p-ニトロフェニルリン酸（a の緩衝液で調製）

(c)　酵素溶液：酸性ホスファターゼ（ACP）溶液　0.05 unit/mL

(d)　50 mM NaOH

(e)　0.5 mM p-ニトロフェノール標準液

2 器具・器械

試験管		13 本
試験管立て		1 個
メスピペット	1 mL	4 本
	5 mL	1 本
マイクロピペット	100 μL	1 本
分光光度計		
恒温槽		
ストップウォッチ		
グラフ用紙		

● 操作

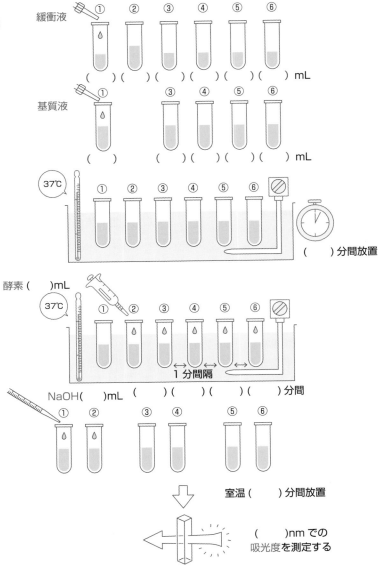

実験1　6本の試験管を用意し緩衝液 a) を①に0.5 mL，②に0.9 mL，③④⑤⑥に0.4 mL加える．次に基質液 b) を②を除く①と③④⑤⑥に0.5 mLを加える．6本の試験管を37℃の恒温槽で3分間予備加温する．酵素溶液 c) を②に0.1 mL加える．次に③④⑤⑥に1分間ずつの間隔をおいて酵素溶液を0.1 mLずつ加える．③に酵素溶液を入れると同時にストップウォッチを押し，正確に10分経った時にNaOH溶液 d) を5 mL加える（30秒前くらいからNaOH溶液をピペットで吸い上げ準備し，10分になったら加える）．④には反応時間として20分になった時，すなわち，ストップウォッチで21分になった時に同様にNaOH溶液 d) を加える．⑤，⑥には30分，40分の反応時間で加える．①と②にもNaOH溶液 d) を5 mLずつ加える．6本の試験管を室温に10分間放置し，420 nmでの吸光度を測定する．なお，①の実験を盲検（酵素），②の実験を盲検（基質）という．

p-ニトロフェノールの検量線

　試験管6本①〜⑥を用意し，表のように混ぜ合わせ，室温に10分放置した後，吸光度を測定する.

	①	②	③	④	⑤	⑥
緩衝液	0.95	0.9	0.8	0.7	0.6	0.5 mL
p-NP	0.05	0.1	0.2	0.3	0.4	0.5 mL
NaOH	5	5	5	5	5	5.0 mL

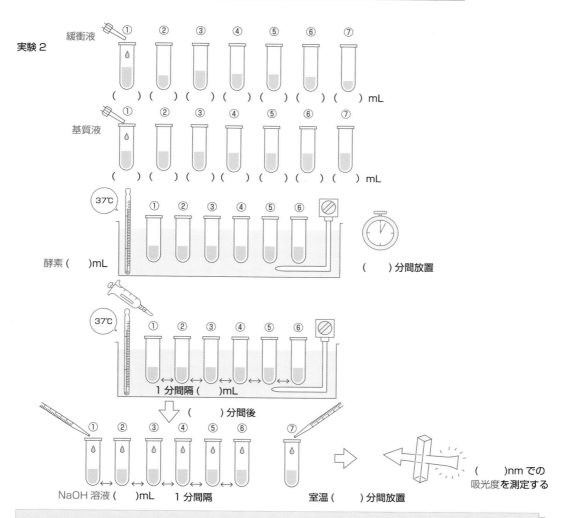

実験2

緩衝液 ① ② ③ ④ ⑤ ⑥ ⑦
( ) ( ) ( ) ( ) ( ) ( ) ( ) mL

基質液 ① ② ③ ④ ⑤ ⑥ ⑦
( ) ( ) ( ) ( ) ( ) ( ) ( ) mL

37℃ ① ② ③ ④ ⑤ ⑥
酵素( )mL 　( )分間放置

37℃ ① ② ③ ④ ⑤ ⑥
1分間隔( )mL 　( )分間後

① ② ③ ④ ⑤ ⑥　⑦
NaOH溶液( )mL　1分間隔　　室温( )分間放置　( )nmでの吸光度を測定する

実験2　試験管を7本用意する. ①②③④⑤⑥および⑦の試験管に緩衝液を0.8, 0.65, 0.4, 0.8, 0.65, 0.4, 0.5 mL 入れる. 次に①②③に1.0 mM 基質液を0.1, 0.25, 0.5 mL 加え, ④⑤⑥⑦に10.0 mM 基質液を0.1, 0.25, 0.5, 0.5 mL 加える. 37℃の恒温槽で3分間予備加温する. 酵素溶液を, ⑦を除く①〜⑥の試験管に各0.1 mL 加える. 実験1で行ったように, ①に酵素を入れてすぐストップウォッチを押し, 1分間隔で次々に酵素を加えていく. ①がスタートしてから15分後に, NaOH 溶液5 mL を①から1分間隔で加えて反応を停止させ発色させる. ⑦にも NaOH 溶液を5 mL 加える. 室温に10分以上放置した後420 nm での吸光度を測定する.

● 結 果

p-ニトロフェノール（p-NP）の検量線

	①	②	③	④	⑤	⑥
p-NP（μmol）	0.025	0.05	0.1	0.15	0.2	0.25
吸光度						

実験 1

	①	②	③	④	⑤	⑥
吸光度						
A ＝（①＋②）盲検						
補正吸光度（各吸光度－A）						
生成した p-NP 量（μmol）						

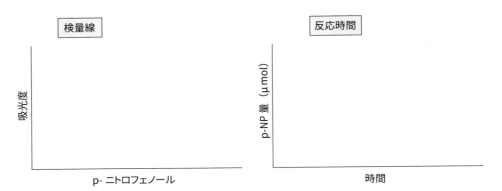

検量線

反応時間

実験 2

試験管番号	①	②	③	④	⑤	⑥	⑦
基質終濃度 （酵素反応時の濃度，mM）	0.1	0.25	0.5	1.0	2.5	5.0	
1/〔S〕	10.0	4.0	2.0	1.0	0.4	0.2	
吸光度							
補正吸光度 （各吸光度－⑦の吸光度）							
生成した p-NP 量（μmol）							
反応速度 v（μmol/分）							
1/v							
作成したグラフから 　－1/Km と Km を読みとる	$-1/Km =$			$Km =$			
作成したグラフから 　1/V_{max} と V_{max} を読みとる	$1/V_{max} =$			$V_{max} =$			

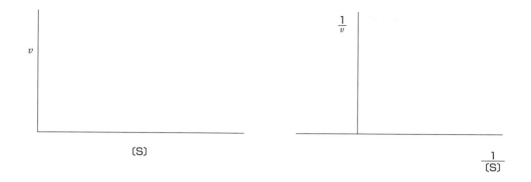

• 考察

　試験管①には緩衝液の他に（　　　　　　　　　）が入っているが（　　　　　　　　　）は入っていない．また，試験管②には緩衝液の他に（　　　　　　　　　）が入っているが（　　　　　　　　　）は入っていない．このような実験を盲検という．③④⑤⑥の吸光度から①と②の吸光度を足した値を差し引いた値が酵素により発色した真の値となる．酵素反応時間とともに，p-ニトロフェニルリン酸が分解して生じた（　　　　　　　　　）が発色して吸光度が（減少・上昇）した．

　基質濃度を変えて，酵素反応を調べると，基質濃度が低いときには基質濃度と反応速度は（　　　）して直線関係となるが，基質濃度が高くなると反応速度は（　　　）となってくる．この関係を式で表したのが（　　　　　　　　　）の式である．反応速度の逆数を基質濃度の逆数に対してグラフに目盛り，全ての点からの距離が最も近い直線（回帰直線）をひいて，X 軸との交点を求めるとその数値は（　　　）を示し，Y 軸との交点は（　　　）を示す．このプロットを（　　　　　　　　　）のプロットという．Km は基質と酵素との（　　　）を示し，値が小さいほど基質との（　　　）は（小さい・大きい）．V_{max} は（　　　　　　　　　）を示し，これ以上基質濃度が上昇しても，酵素の仕事量が限界に達していることを示している．

> p-ニトロフェニルリン酸　酸性ホスファターゼ　p-ニトロフェノール
> Michaelis・Menten　$-1/Km$　比例　Lineweaver・Burk　親和性
> $1/V_{max}$　最大反応速度　一定

悩んでみよう不思議な点

（1）実験１で酵素活性のグラフが直線にならないのはなぜか．

（2）実験１の結果と p-ニトロフェニルリン酸の検量線から酵素の初速度を求めなさい．
  p-NP mmol/enz μg / 分

（3）この酵素反応で生成物は何か．生成物の１つは反応にどのような影響をおよぼすか．このような酵素反応の調節機構を何というか．

（4）糖代謝の中で同じような調節機構を持つ酵素の例を挙げなさい．

● 酵素に関する他の実験例

競争阻害

試薬

（a）　50 mM クエン酸緩衝液（pH 4.9）

（b）　基質液：1 mM p-ニトロフェニルリン酸（a の緩衝液で調製）

（c）　酸性ホスファターゼ（ACP）溶液（じゃが芋由来酸性ホスファターゼ 70 μg /mL）

（d）　50 mM　NaOH

（e）　5 mM　リン酸（競争阻害剤）

● 操 作

　試験管７本用意する．①②③④⑤⑥それぞれの試験管に緩衝液を 0.5, 0.1, 0.3, 0.25, 0.2, 0.1 mL 入れる．次に基質液を②③④⑤⑥⑦にそれぞれ 0.5, 0.2, 0.25, 0.3, 0.4, 0.5 mL ずつ加える．さらに全ての試験管にリン酸 0.4 mL 加える．37℃の恒温槽で３分間予備加温する．酵素溶液を②を除く①と③④⑤⑥⑦に各 0.1 mL 加える．③④⑤⑥⑦は実験２で行ったように③を入れてすぐストップウォッチを押し，１分間隔で次々に加えていく．③④⑤⑥⑦には NaOH 溶液 5 mL を 15 分後から１分間隔で加え，反応を停止し発色させる．①②にも NaOH 溶液を５mL ずつ加える．室温に 10 分以上放置した後，420 nm の吸光度を測定する．

第9章

酵
素
実
験
Ⅰ

第10章
酵 素 実 験 Ⅱ
―― 酵素の特徴：温度依存性，pH 依存性，補酵素 ――

● 目 的

　　酵素反応には第 9 章の基質濃度と反応速度の関係のほかに，反応液中の温度や pH により反応の仕方が異なる性質がある．この実験では，乳酸脱水素酵素を用いて，酵素反応の温度および，pH の影響と補酵素の重要性を理解する．

● 序 論

　　酵素反応が生じるためには，まず酵素と基質が結合しなければならない（酵素・基質複合体）．反応液の温度が高くなるにつれて，基質と酵素の衝突回数が増え，反応はよく進むが，温度が高くなりすぎると酵素タンパク質が変性してはたらくことができなくなる．反応液の pH が変化すると，イオン結合や水素結合が切れてタンパク質の立体構造が変化し，酵素と基質が結合しにくくなる．いろいろな温度や pH で酵素反応を行うと，反応速度の曲線は釣鐘状になり，酵素が最もはたらきやすい温度（至適温度）や pH（至適 pH）を知ることができる．

　　酵素反応のうち，酵素が補助因子を要求する場合，補助因子が存在しないと反応は進まない．補助因子は，カルシウムやマグネシウムイオンなどの金属であったり，有機物質（通常ビタミン誘導体）であったりする．この有機物質を特に補酵素という．

　　この実験では，基質であるピルビン酸を乳酸脱水素酵素（LDH）により乳酸に変化させる．

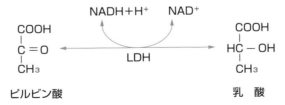

ピルビン酸　　　　　　　　　　　　　　　　　　　　　　　　乳 酸

　　反応後，残っているピルビン酸を，2,4 - ジニトロフェニルヒドラジン（DNP）で発色させて測定する．したがって，発色後の色が薄いほどピルビン酸が乳酸に変化したことになり，酵素がよく働いたことを示す．

70

● 準 備

1 実験材料と試薬

- (a) 1/15 M リン酸緩衝液（pH 7.4）
- (b) 1/15 M トリス塩酸緩衝液（pH 9.4）
- (c) 1/15 M クエン酸緩衝液（pH 4.4）
- (d) 基質Ⅰ：0.86 mM ピルビン酸溶液（a の緩衝液で調製）
- (e) 基質Ⅱ：0.86 mM ピルビン酸溶液（b の緩衝液で調製）
- (f) 基質Ⅲ：0.86 mM ピルビン酸溶液（c の緩衝液で調製）
- (g) 1 M 塩酸溶液
- (h) 0.08 % 2,4-ジニトロフェニルヒドラジン（DNP）溶液
- (i) 1 M NaOH
- (j) 酵素：乳酸脱水素酵素溶液
- (k) 補酵素：0.1 % NADH 溶液

2 器具・器械

大試験管　　　　　　9 本
メスピペット　0.5 mL　8 本
　　　　　　　1 mL　4 本
　　　　　　　10 mL　2 本
恒温槽
分光光度計

● 操 作

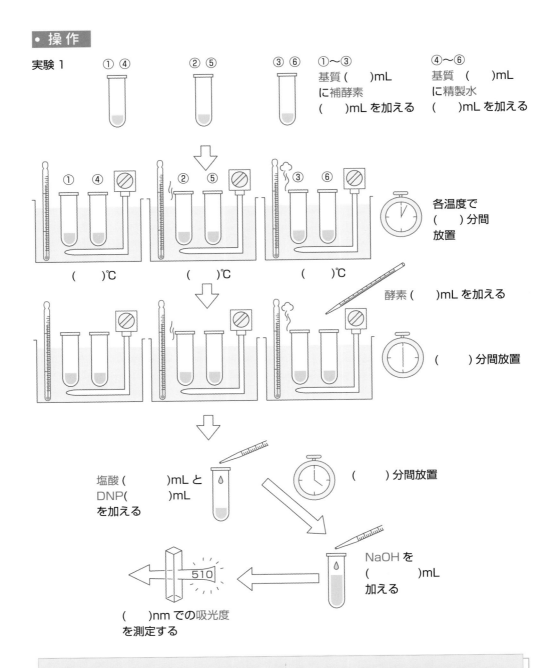

実験1　① ④　　② ⑤　　③ ⑥

① ～③
基質 (　　)mL
に補酵素
(　　)mL を加える

④ ～⑥
基質 (　　)mL
に精製水
(　　)mL を加える

① ④　②⑤　③⑥

各温度で
(　　) 分間
放置

(　　)℃　(　　)℃　(　　)℃

酵素 (　　)mL を加える

(　　) 分間放置

塩酸 (　　)mL と
DNP(　　)mL
を加える

(　　) 分間放置

NaOH を
(　　)mL
加える

510

(　　)nm での吸光度
を測定する

実験1　酵素反応の温度依存性と補酵素

　6 本の試験管① ～⑥に pH 7.4 の基質 I [d] 1 mL を採取する．さらに① ～③に補酵素 [k] 0.5 mL を④ ～⑥に同量の精製水を加え，①，④を 4℃，②，⑤を 37℃，③，⑥を 70℃の恒温槽に 5 分間浸す．各試験管にそれぞ れの温度で 5 分間予備加温した酵素 [j] 0.1 mL を加え，それぞれの温度で 20 分間放置 後，塩酸 [g] 0.5 mL と DNP [h] 0.5 mL を加える．室温で 20 分放置後，NaOH [i] を 5 mL 加え，510 nm で吸光度を測定する．温度を X 軸に，吸光度を Y 軸にとりプロットする．

実験2

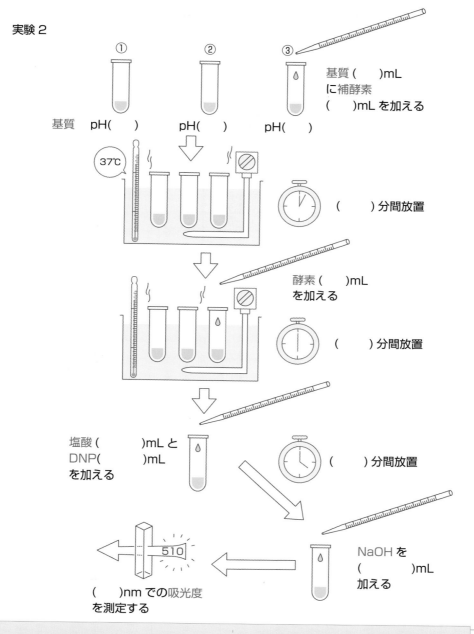

基質 （　　）mL
に補酵素
（　　）mL を加える

基質　　pH（　）　　　　pH（　）　　　pH（　）

37℃　　　　　　　　　　　　（　　）分間放置

酵素（　　）mL
を加える

（　　）分間放置

塩酸（　　　）mL と
DNP（　　）mL
を加える

（　　）分間放置

NaOH を
（　　　）mL
加える

510

（　　）nm での吸光度
を測定する

実験2　酵素反応の pH 依存性
　3本の試験管を用意し，①に pH 9.4 の基質Ⅱ[e]，②に pH 7.4 の基質Ⅰ[d]，③に pH 4.4 の基質Ⅲ[f] 1 mL を採取し，各々に補酵素[k] 0.5 mL を加え，37℃の恒温槽に5分間浸す．各試験管に酵素[j] 0.1 mL を加え，37℃で20分間保温後，塩酸[g] 0.5 mL と DNP[h] を 0.5 mL 加える．室温で20分放置後，NaOH[i] 5 mL を加え，510 nm で吸光度を測定する．pH を X 軸に，吸光度を Y 軸にとりプロットする．

● 結 果

実験 1　温度と補酵素の影響　　　　　　　　　　　　　　　実験 2　pH 依存性

反応条件	補酵素あり			補酵素なし			pH		
	① 4℃	② 37℃	③ 70℃	④ 4℃	⑤ 37℃	⑥ 70℃	⑦ 9.4	⑧ 7.4	⑨ 4.4
吸光度									

吸光度（縦軸）　温度（横軸）

吸光度（縦軸）　pH（横軸）

● 考 察

実験 1 ; 温度と補酵素

　酵素反応の温度を，4，37，70℃に設定し，反応終了後のピルビン酸の吸光度を温度に対してプロットすると，グラフは釣鐘を逆さにした形になった．すなわち，吸光度は温度の上昇にしたがって（減少・増加）し，37℃のときが最も（低く・高く），70℃でまた（減少・増加）した．これは，37℃のときが最もピルビン酸の変化が（少ない・多い）ことを示しており，このときが酵素活性が最も（低く・高く），（　　　）温度が存在することがわかる．

　NADH を加えずに実験した方の吸光度は（　　　　　　　　　　）ことから，乳酸脱水素酵素が活性を示すためには（　　　）を必要とすることがわかる．

実験 2 ; pH

　酵素反応の pH を，4.4，7.4，9.4 に設定し，反応終了後のピルビン酸の吸光度を pH に対してプロットすると，グラフは釣鐘を逆さにした形になった．すなわち，吸光度は pH の上昇にしたがって（減少・増加）し，7.4 のときが最も（低く・高く），9.4 でまた（減少・増加）した．これは，pH 7.4 のときが，もっともピルビン酸の変化が（少ない・多い）

ことを示しており，このときが酵素活性が最も（低く・高く），（　　　）pH が存在する
ことがわかる．

至適　　変化しなかった　　補酵素

悩んでみよう不思議な点

(1) 至適温度が 37℃であることの意味は何か？

(2) 至適 pH が 7.4 であることの意味は何か？

(3) この実験の反応生成物である乳酸をこの酵素の基質として用いることもできる．
それはなぜか？

(4) 乳酸脱水素酵素（LDH）の生体内での役割は何か？

MEMO

第11章
尿 成 分 実 験

— 尿でわかるタンパク質摂取量 —

● 目 的

　体内で不要となった物質は，尿成分として排泄される．したがって，尿中の成分を調べることにより，尿を生成している腎臓の働きに加えて，体内での種々の物質の代謝動態を知ることもできる．この実験では，尿中の尿素，尿酸およびクレアチニン濃度を調べることにより，タンパク質の代謝動態を理解する．

● 序 論

　血液は，体内の全ての組織に酸素と栄養物質を供給すると同時に，各組織で生成した二酸化炭素や代謝物質を運搬している．二酸化炭素は肺から体外に排泄され，代謝産物は尿中に排泄される．尿は腎臓で血液をろ過することにより作られる．したがって尿中の成分を測定することによって，腎臓の働きが正常であるか否か，また体内での種々の物質の代謝が活発に行われているか否かを知ることができる．

　摂取したタンパク質は，消化されアミノ酸となって吸収される．吸収されたアミノ酸の大部分は体タンパク質の合成に，一部はホルモンや生理活性アミン，あるいは核酸塩基などの合成に利用される．体が必要とする以上のアミノ酸を摂取したり，逆に総摂取エネルギー量が不足しているとき，アミノ酸の一部は脱アミノ反応を受けたのち，アミノ基部分は尿素となって，炭素骨格は TCA サイクルで燃やされ，エネルギー産生に使用される（「イラスト生化学入門」第2章 タンパク質とアミノ酸の体の中での運命 参照）．

```
                    消化・吸収  ┌─────┐  合成
   ┌──────────┐  ────────→  │アミノ酸│ ←────→  ┌──────────┐
   │摂取タンパク質│            │ プール │  分解     │ 体タンパク質 │
   └──────────┘            └─────┘         └──────────┘

                 脱アミノ反応 │
        尿素サイクル            │              TCA サイクル
  尿 ⇐ ┌────┐ ← ┌─────┐  +  ┌─────┐ → ┌────────┐ ⇒ 呼気
       │尿素 │   │アミノ基│    │炭素骨格│   │二酸化炭素│
       └────┘   └─────┘    └─────┘   └────────┘

 ┌──────┐→┌──────┐→┌────┐       ┌──────┐ ← ┌──────────┐
 │ヌクレオチド│ │プリン塩基│ │尿酸 │ ⇒ 尿 ⇐ │クレアチニン│   │クレアチンリン酸│
 └──────┘ 分解└──────┘ └────┘       └──────┘ 分解└──────────┘
```

　ヌクレオチドの構成成分であるプリン塩基は，体内で代謝され尿酸となって尿中に，また筋肉内のエネルギー貯蔵物質であるクレアチンリン酸は，クレアチニンとなって尿中に排泄される．尿酸は動物性タンパク質の過剰摂取によって排泄量が増加するのに対し，ク

　レアチニンの排泄量は筋肉量に比例し，食物摂取の影響をほとんど受けない．また，常に一定の速度で尿中に排泄されるという特徴がある（「イラスト生化学入門」第5章 ご用済みとなった核酸はどのようにして処分されるか 参照）．

被験者の食事と採尿

　この実験は，タンパク質や核酸が異化代謝されて，最終代謝産物が尿中に排泄されることを調べるのが目的である．

　実験協力者を，

　　　グループⅠ：植物性高タンパク質食を摂取する群
　　　グループⅡ：動物性高タンパク質食を摂取する群
　　　グループⅢ：低タンパク質食を摂取する群

の3群に分け，実験日の2日ほど前から食事制限に入り，実験日に学校で採尿する．尿の採取時には外陰部を清拭し，尿路外からの異物の混入が起こらないように注意する．はじめに出た尿を捨て，中間尿を取るのが実用的である．採取した尿は直ちに使用する．

表1　実験協力者の食事例

対象群	前々日			前日		
	朝	昼	晩	朝	昼	晩
グループⅠ（植物性タンパク質摂取者群）	パン 半熟炒り卵 ポテトサラダ 紅茶，みかん	讃岐うどん 煮豆 野菜サラダ オレンジジュース	ご飯 納豆，湯豆腐 白菜とあげの煮物	稲荷寿司 かんぴょう巻き，味噌汁 白和え，かき	ゆかりご飯 煮豆，うの花，菊花かぶ 野菜の炒り煮 みかん，紅茶	ご飯，納豆 味噌汁（豆腐），ぜんまいの煮物，焼き豆腐に茸のあんかけ
グループⅡ（動物性タンパク質摂取者群）	スパゲッティ（シーチキン，豚肉など） 目玉焼き チーズ，ヨーグルト	中華焼きそば うずら卵のスープ 牛乳100 mL みかん	ご飯，唐揚げ ほうれん草とかまぼこのごま和え サラダ 牛乳100 mL	ご飯 目玉焼き サラダ みりんぼし みかん ヨーグルト	おにぎり 卵焼き 鮪と大根の煮つけ 鳥レバーしょうが煮	ご飯，鳥肉のバター炒め，レバー トマト，ひじき 牛乳200 mL
グループⅢ（低タンパク質摂取者群）	食パン，紅茶 いちごジャム マーガリン サラダ（レタス，トマトなど） オレンジジュース	ご飯 サラダ（キャベツなど） 炒め物（にんにくの芽） りんご	茸と海藻入りスパゲティ，なすと生椎茸と青唐辛子の揚げだし，オクラスープ	食パン，紅茶 いちごジャム マーガリン サラダ（レタスなど） オレンジジュース	ご飯，漬物（白菜） おでん（大根，こんにゃく） ほうれん草	しそご飯，味噌汁（なす），野菜炒め（玉ねぎ，キャベツ，にんじん，にら，にんにく）

● 準 備

1 実験材料と試薬

(1) 被験尿の調整

尿素定量用：被検尿を精製水で 800 倍希釈する．

尿酸定量用：被検尿を精製水で 20 倍希釈する．

クレアチニン定量用：被検尿を精製水で 10 倍希釈する．

(2) 尿中成分の測定用試薬

この実験では臨床検査用キットを一部使用する．キットの試薬類は組合せになって市販されているので，単品を追加できない．試薬ビンを倒したりしないように気をつけること．

①　尿素の定量（ウレアーゼ・インドフェノール法）

(a)　尿素標準液（尿素窒素として 2.5 mg/100 mL）

(b)　酵素（ウレアーゼ）試液

(c)　フェノール試液

(d)　次亜塩素酸試液

②　尿酸の定量（ウリカーゼ法）

(e)　尿酸標準液（2.5 mg/100 mL）

(f)　尿酸測定用酵素試液

③　クレアチニンの定量（Jaffe 法）

(g)　クレアチニン標準液（10.0 mg/100 mL）

(h)　ピクリン酸

(i)　水酸化ナトリウム溶液

2 器具・器械

試験管　　　　　　　　15 本

メスピペット　0.5 mL　7 本

　　　　　　　2.0 mL　3 本

　　　　　　　5.0 mL　2 本

撹拌器

恒温槽

分光光度計

● 操作

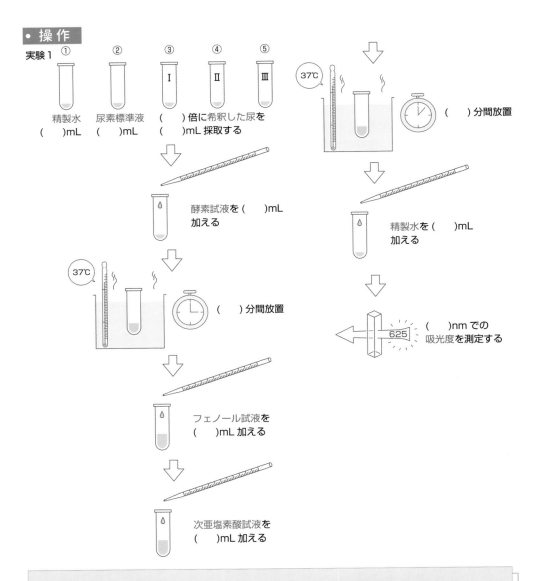

実験1　①②③④⑤

精製水　尿素標準液　（　）倍に希釈した尿を
（　）mL　（　）mL　（　）mL 採取する

酵素試液を（　）mL
加える

（　）分間放置

フェノール試液を
（　）mL 加える

次亜塩素酸試液を
（　）mL 加える

37℃　（　）分間放置

精製水を（　）mL
加える

625　（　）nm での
吸光度を測定する

実験 1　尿素の定量

試験管を 5 本用意し，①に精製水 0.2 mL，②に尿素標準液[a] 0.2 mL，③〜⑤に 800 倍希釈したグループⅠ〜Ⅲの尿 0.2 mL を採取する．①〜⑤に酵素試液[b] 1 mL を加えて混和し，37℃で 15 分間加温する．①〜⑤にフェノール試液[c] 1 mL を加えて混和し，さらに①〜⑤に次亜塩素酸試液[d] 1 mL を加えて混和する．①〜⑤を 37℃で 15 分間加温したのち，それぞれに精製水 4 mL を加えて混和し，625 nm での吸光度を測定する．

実験 2　尿酸の定量

試験管を 5 本用意し，①に精製水 0.2 mL，②に尿酸標準液[e] 0.2 mL，③〜⑤に 20 倍希釈したグループⅠ〜Ⅲの尿 0.2 mL を採取する．①〜⑤に酵素試液[f] 3 mL を加えて混和し，37℃で 5 分間加温後，60 分以内に 555 nm での吸光度を測定する．

実験 3　クレアチニンの定量

試験管を 5 本用意し，①に精製水 0.2 mL，②にクレアチニン標準液[g] 0.2 mL，③〜⑤に 10 倍希釈したグループⅠ〜Ⅲの尿 0.2 mL を採取する．①〜⑤にピクリン酸試液[h] 1.0 mL と水酸化ナトリウム溶液[i] 1.0 mL を加えて混和する．室温で 30 分間放置後，530 nm での吸光度を測定する．

実験2

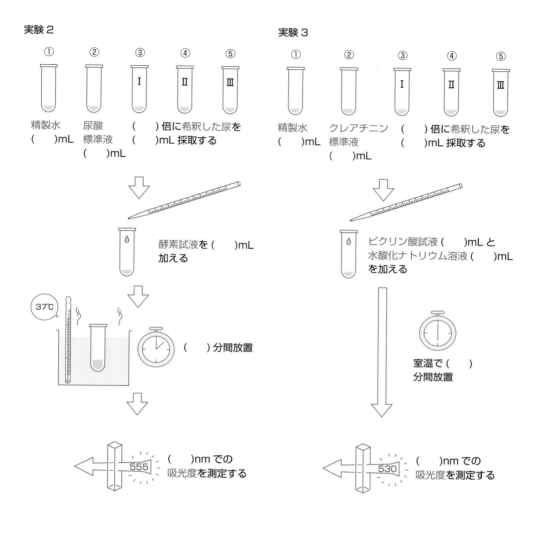

① 精製水（　　）mL
② 尿酸標準液（　　）mL
③ I　（　　）倍に希釈した尿を（　　）mL 採取する
④ II
⑤ III

酵素試液を（　　）mL 加える

37℃　（　　）分間放置

555　（　　）nm での吸光度を測定する

実験3

① 精製水（　　）mL
② クレアチニン標準液（　　）mL
③ I　（　　）倍に希釈した尿を（　　）mL 採取する
④ II
⑤ III

ピクリン酸試液（　　）mL と水酸化ナトリウム溶液（　　）mL を加える

室温で（　　）分間放置

530　（　　）nm での吸光度を測定する

Point

① 被験者は 2 日間，できるだけ制限食を守ることが最大ポイント．

② 被験者数が多いほど，実験結果の信頼性が高まる．各制限食群で数名ずつは必要．

③ 食事調査を同時に行うと結果の解釈に役立つ．

④ 尿の採取は，実験の直前に行う．

⑤ 希釈尿の調製および希釈尿からの採取量はできるだけ正確に．

● 結 果

1. 尿素の実験結果

試　料	吸光度	濃度（mg/100 mL）*	相対値（mg/mg クレアチニン）**
グループⅠ			
グループⅡ			
グループⅢ			

* 尿素窒素（mg/100 mL）＝｛(試料の吸光度－盲検の吸光度) ÷ (標準液の吸光度－盲検の吸光度)｝×2.5 × 800
　　　　　　　（2.5；標準液の尿素窒素濃度，800；尿の希釈倍率）

** 相対値（mg/mg クレアチニン）＝尿素（mg/100 mL）÷クレアチニン（mg/100 mL）

2. 尿酸の実験結果

試　料	吸光度	濃度（mg/100 mL）*	相対値（mg/mg クレアチニン）**
グループⅠ			
グループⅡ			
グループⅢ			

* 尿酸(mg/100 mL) ＝｛(試料の吸光度－盲検の吸光度) ÷ (標準液の吸光度－盲検の吸光度)｝× 2.5 × 20
　　　　　　　（2.5；標準液の尿酸濃度，20；尿の希釈倍率）

** 相対値(mg/mg クレアチニン) ＝尿酸（mg/100 mL）÷クレアチニン（mg/100 mL）

3. クレアチニンの実験結果

試　料	吸光度	濃度（mg/100 mL）*
グループⅠ		
グループⅡ		
グループⅢ		

* クレアチニン（mg/100 mL）＝｛(試料の吸光度－盲検の吸光度) ÷ (標準液の吸光度－盲検の吸光度)｝× 10 × 10
　　　　　　　（10；標準液の尿酸濃度，10；尿の希釈倍率）

● 考 察

（1）尿中成分を測定し考察をするときの注意

　尿中成分の濃度は，尿量が少なければ高くなるし，多ければ低くなる．したがって，尿成分の濃度を測定してその結果を考察する場合には，そのときの状態を十分考慮しなければならない．尿中への排泄量が1日量で求められるのは，このような一時的な尿成分の濃度の差を少なくするためである．

　本実験では，尿成分の安定性や1日尿を集めることのわずらわしさを避けるため，後述するように，一定速度で排泄されるクレアチニンの尿中排泄量で補正した相対値で体内代謝を考察する．

（2）尿素の実験結果について

　実験結果の中で，尿素の相対値を眺めると，（　　　　　　　　　）を摂取していたグループⅢに比べ，（　　　　　　　　　）摂取のグループⅠと（　　　　　　　　　）摂取のグループⅡの尿素排泄量は（　　　）値を示した．

　尿素は，アミノ酸の（　　　　　）の最終代謝産物である．体タンパク質は絶えず合成と分解を繰り返しており，分解によって生じたアミノ酸および摂取したタンパク質に由来するアミノ酸は，区別されることなく体タンパク質やホルモンなどの合成に使用される．体に必要な量を上回るアミノ酸は，（　　　　　　　）を受けてアミノ基部分は（　　　）で（　　　　　　）により尿素に合成され，炭素骨格はエネルギー産生に利用される．したがって，低タンパク質食群に比べて（　　　　　　　　　　）群と（　　　　　　　　　　）群で（　　　）排泄量が多かったのは，体が必要とするアミノ酸以上のタンパク質を摂取したからと思われる．

植物性高タンパク質食　　動物性高タンパク質食　　低タンパク質食
アミノ基　　脱アミノ反応　　尿素　　高　　肝臓　　尿素サイクル

（3）尿酸の実験結果について

　尿酸の排泄量を相対値で比較すると，（　　　　　　　　　）摂取のグループⅡのほうが，（　　　　　　　　　）を摂取したグループⅠよりも高値を示している．また，尿素の排泄量が低かった（　　　　　　　）のグループⅢと（　　　　　　　　　）摂取のグループⅠとの間では，尿酸値にあまり大きな変化が認められなかった．

　尿酸は，（　　）や（　　）あるいは（　　　）に含まれるプリン体の最終代謝産物である．動物性タンパク質として摂取する（　　）類には，核酸が多く含まれており，（　　　　　　　）を摂取したグループのみが（　　）尿酸尿となる．

植物性高タンパク質食　　動物性高タンパク質食　　低タンパク質食
プリン体　　核酸　　ATP　　NAD　　肉　　高

（4）クレアチニンについて

　クレアチンは体内で（　　　　　　）から作られる物質である．このクレアチンにリン酸が結合した（　　　　　　　　　）は筋肉内に存在し，量的にはわずかであるが ATP と共に高エネルギーリン酸化合物として重要な働きをしている．クレアチンリン酸あるいは（　　　　　）から脱水されて生じたものが，この実験で測定した（　　　　　　　）である．クレアチニンの尿中への排泄量は，（　　　）の発育と運動量に比例し，（　　　）や（　　　　　）の影響をほとんど受けない．常に一定の速度で尿中に排泄されていることから，尿量が多ければクレアチニンの濃度は（　　　）し，尿量が少なければクレアチニン濃度は（　　　）する．したがって，1 日の全尿を集めることが困難な場合に，目的物質（この実験では尿素と尿酸）と同時にクレアチニンを測定し，目的物質濃度 / クレアチニン濃度比を求め，目的物質を相対値として比較することができる．

> クレアチニン　　　クレアチン　　　クレアチンリン酸　　　アミノ酸
> 筋肉　　尿量　　摂取食物　　低下　　上昇

悩んでみよう不思議な点

（1）尿量や尿成分を調べることによってわかる身体の異常にはどのようなものがあるか？

（2）飢餓時にも尿素排泄量が高くなるといわれている．なぜか？

（3）低タンパク質食群でも尿素排泄量が著しく減らないのはなぜか？

（4）ろ紙でグルコース溶液をろ過したら，グルコースはろ液に含まれるのに，血液を腎臓でろ過した排泄尿に，なぜグルコースは含まれないのか？

● 尿成分に関する他の実験例

1. 試験紙法による異常尿の検査

　試験紙に測定する物質と反応する試薬類が塗布されており，この試験紙を尿に浸潤するだけで，pH，タンパク質，グルコース，ケトン体，ビリルビン，潜血，ウロビリノゲンなど多項目の検査が容易に実施できる．腎，尿路系疾患のみならず，代謝異常などの一次スクリーニングとして利用される．

2. 一日蓄尿を用いての電解質の定量

　食事で摂取し，吸収された電解質のうちナトリウム（Na），カリウム（K）あるいは塩素（Cl）の大部分は尿中に排泄される．これら電解質（特に塩素）の尿中への排泄には日内変動があるといわれているので，1回尿を用いるよりも 24 時間の蓄尿を用いて定量するほうが望ましい．ただし，尿は細菌が繁殖しやすいので，蓄尿ボトルに防腐剤（測定項目によって添加する防腐剤が異なるので，実施に先立ち成書を参照のこと）を添加し冷暗所に保存する．Na や K はイオン選択性電極での測定が便利である．一方，正確な定量ではないが，Cl 濃度の簡便な測定用の試験紙が発売されており，高血圧予防の観点から食塩摂取量のチェックに利用されている．

3. 食事と尿の pH

　正常尿は弱酸性で pH 6.0 程度であるが，摂取した食事の内容により pH が変動する．一般に植物性食品を多量に摂取すると pH はアルカリ性に，動物性食品を多量に摂取すると酸性に傾く．また，食後間もない時間で，消化が盛んに行われている間はアルカリ性に，激しい運動や発汗の後では酸性に傾くといわれている．

参考文献
(1) 金井 正光編著「臨床検査法提要」（改訂第 30 版）金原出版

MEMO

第12章
動物実験

— 不可欠アミノ酸とネズミの成長 —

● 目的

　タンパク質は身体の構成に欠くことのできない栄養素である．タンパク質はおよそ 20 種類のアミノ酸から構成されているが，その中で 9 種類のアミノ酸は体内で合成することができない．このようなアミノ酸を不可欠アミノ酸という．十分なタンパク質量を摂取していても，不可欠アミノ酸が 1 種類不足しているだけで動物の成長に支障をきたしてしまう．この実験では，不可欠アミノ酸のリジンが不足している場合，成長期にあるラットの体重や臓器の重量がどのように変化するかを調べ，不可欠アミノ酸の重要性を理解する．

第12章

動
物
実
験

● 序論

　タンパク質の栄養評価法には，①被験タンパク質を摂取させた動物の体重変動や窒素出納を指標とする生物学的方法と，②被験タンパク質の構成アミノ酸がアミノ酸評点パターンを満たしているか否かを指標とする化学的方法がある（「イラスト栄養学総論」第 2 章参照）．この実験では**表 1** に示すように，後者の方法で求めた栄養価の高いミルクカゼイン（アミノ酸スコアがすべて 100）と不可欠アミノ酸の一種であるリジンが著しく不足している小麦グルテン（アミノ酸スコア 31）をタンパク質源として用いる．また，不足しているリジンを小麦グルテンに付加した場合，動物の成長がどのように変化するかもあわせて検討する．

表1 カゼインとグルテンのアミノ酸スコア

	Ile	Leu	Lys	SAA	AAA	Thr	Trp	Val	His
アミノ酸評点パターン (A)*	194	394	325	156	288	169	46	256	113
カゼイン (B)**	375	625	544	238	750	281	88	463	206
(B)/(A) × 100	193	159	167	152	260	166	190	181	183
アミノ酸スコア	100	100	100	100	100	100	100	100	100
グルテン (C)**	275	481	125	256	588	181	69	294	150
(C)/(A) × 100	142	122	38	164	204	107	149	115	133
アミノ酸スコア	100	100	38	100	100	100	100	100	100

* WHO/FAO/UNU2007 年　（mg/g 窒素）
**日本食品標準成分表 2015 年版（七訂）アミノ酸成分表編

　　Ile：イソロイシン，Leu：ロイシン，Lys：リジン，SAA：メチオニンを含む含硫アミノ酸，
　　AAA：フェニルアラニンを含む芳香族アミノ酸，Thr：スレオニン，Trp：トリプトファン，
　　Val：バリン，His：ヒスチジン

動物の成長度合いの指標として，体重，肝臓と腎臓の重量，および血漿の総タンパク質とアルブミン濃度を使用する.

実験とはいえ，動物の命を奪っての勉強であることを十分認識して取り組んでほしい.

● 準 備

1 実験動物と飼育

（1）実験動物

体重 100 g 前後の Wistar 系雄ラット

（2）飼料の種類とその調製

飼料は，タンパク質の種類と量が異なる次の 6 群とするが，タンパク質以外の栄養素は，エネルギー量も含めて全て同量にする（各飼料成分は全て市販品を使用）.

A 群：カゼイン 10 ％食，　　　　　B 群：カゼイン 20 ％食，

C 群：グルテン 10 ％食，　　　　　D 群：グルテン 20 ％食，

E 群：グルテン 10 ％ + リジン 1 ％食，　F 群：グルテン 20 ％ + リジン 1 ％食

表2 飼料組成 （%）

飼料成分	A 群	B 群	C 群	D 群	E 群	F 群
カゼイン	10	20	–	–	–	–
グルテン	–	–	10	20	10	20
リジン	–	–	–	–	1	1
コーン油	5	5	5	5	5	5
ミネラル混合物	4	4	4	4	4	4
ビタミン混合物	1	1	1	1	1	1
コーンスターチ	80	70	80	70	79	69
合 計	100	100	100	100	100	100

（例）カゼイン 10 ％食を 700 g 調製

① 調理用ボール（中）にビタミン混合物 7 g とミネラル混合物 28 g を採取し，混合する.

② 調理用ボール（大）にカゼイン 70 g を採取する.

③ 続いて①のボールに，②のボールのカゼインの一部（およそ 1/3）を加えて混合する. その後，①のボールの飼料を全て②のボールに移し，よく混合する.

④ ビーカーにコーン油 35 g を採取する.

⑤ ビタミン，ミネラル，カゼインの混合されたボール（大）にコーン油を少しずつ加えよく混ぜる（粉が塊になりやすいのでスコップで潰しながらよく混ぜる. 混ぜにくい場合は，ビニール手袋をして手で混ぜてもよい）.

⑥ 空になっているボール（中）にコーンスターチ 560 g を採取する．このコーンスターチを少しずつ⑤のボール（大）に加えて，よく混合する．

⑦ 調製できた飼料は，餌の種類を記したビニール袋に入れて冷蔵庫で保存する．

（3）ラットの飼育室と飼育条件

① 動物飼育室の温度は 20 〜 25℃，湿度 50 〜 70 ％で換気のできる環境が，またラットは夜行性動物ゆえに明暗サイクルを維持できる環境が好ましい．

② ラット飼育用ケージ（飼料摂取量を測定するため 1 ケージに 1 匹とする）．1 ケージにえさ箱（飼料名のラベルを貼付しておく）と給水ビンを各 1 個ずつ用意する．

2 動物の解剖

① 解剖道具：解剖台（30 × 20 × 2 cm 程度のウレタンマット），解剖はさみ，ピンセット，動物を固定するためのタコ糸（図1）．

② エーテル麻酔用デシケーター（または密閉できる容器）

③ 摘出した臓器を洗浄するための生理食塩水（100 〜 200 mL のビーカー）．

④ 解剖時にラットの毛が飛び散らないように，消毒用 70 ％エタノールを噴霧する噴霧器．

⑤ 抗凝固剤として少量のヘパリンを添加した採血用注射器（10 mL）．

3 体重，臓器重量や飼料摂取量の測定と血中タンパク質濃度の測定

（1）体重や臓器重量を測定するはかり（0.1 g まで測定可能な精度の高いものが好ましい）．

（2）血中総タンパク質とアルブミン濃度の測定．

ⅰ）総タンパク質濃度の測定

　　a）発色試薬：ビウレット試薬

　　b）標準液：牛血清アルブミン（4 g/100 mL）

ⅱ）アルブミン濃度の測定

　　c）BCG 発色試薬

　　d）標準液：牛血清アルブミン（2 g/100 mL）

● 操 作

1. 動物の飼育，体重と飼料摂取量の測定

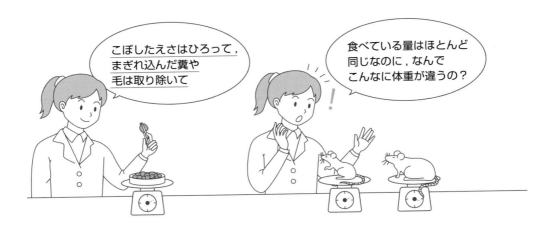

被験食に慣れさせるため1週間程度は予備飼育とし，本試験の飼育は1週間以上とする．本試験の間は，毎日一定の時刻に体重と飼料摂取量を測定する．またケージの洗浄や動物飼育室の掃除なども行う．飼料は1回約20 gを与え，残渣を差し引くことにより摂取量を求める．すなわち，えさ箱に飼料を入れ，箱の重さを含めた重量を正確に測定する．次回，えさ箱に混入している糞や毛などをていねいに除去し，ラットがこぼした餌をできるだけえさ箱に回収する．えさ箱を含む重量を測定し，与えた飼料の重量より残渣を差し引きして，えさの摂取量を求める．

2. 動物の解剖

① 試験期間最終日にラットの体重と飼料摂取量を測定した後，ラットをエーテルが充満している密閉容器の中に入れる．しばらくすると麻酔がかかり，容器をゆすってもラットは動かなくなる．ラットを容器から取り出し，手術用の台にタコ糸を使って手足を固定する．手術の途中で覚醒する可能性があるので，エーテルを湿らせた脱脂綿を100 mL程度のビーカーに入れ，そのビーカーをラットの鼻先に近づけておく（図1）．

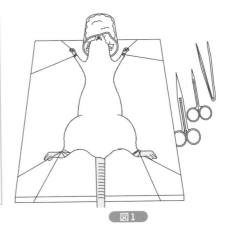

図1

② 毛が飛び散らないように，消毒用70 %アルコールを腹部に軽く噴霧する．下腹部の皮膚をピンセットでつまみ，はさみで両サイドに切り開く．その後，胸部付近まで腹部中央を切開し，次に両サイドに切り開く．この際，内臓を傷つけないように皮膚を摘み上げて注意しながら切開すること（図2）．

③ 採血をする場合は，胸部を切開して心臓の位置を確かめ，右心室より採血するのが好ましい．ゆっくり注射器のピストンを引く（試験管に血液を移す場合は，溶血を避ける目的で針をはずして静かに移すこと）．続いて，肝臓，腎臓（左右2個）を摘出する．肝臓は数個の小片に分かれているが，ラットの頭を上方にして片手で持ち，肝臓の上部より切開すると，重みで肝臓が垂れ下がるので，比較的摘出しやすい．いずれの臓器も摘出漏れのないように大きく切り取り，その後余分な組織を取り除くようにする．血液が付着しているので生理食塩水で洗浄し，臓器表面の水分をろ紙などで拭い取った後，直ちに重量を正確に測定する．

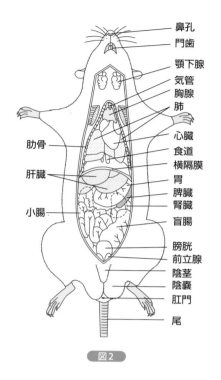

鼻孔
門歯
顎下腺
気管
胸腺
肺
心臓
食道
横隔膜
胃
脾臓
腎臓
盲腸
膀胱
前立腺
陰茎
陰嚢
肛門
尾

肋骨
肝臓
小腸

図2

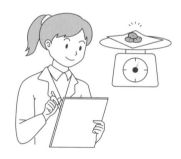

3. 血中総タンパク質とアルブミン濃度の測定

① 血漿の調整

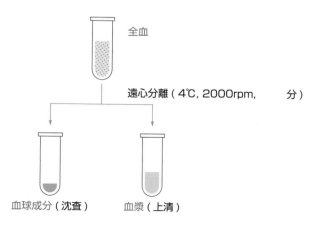

全血

遠心分離（4℃，2000rpm，　分）

血球成分（沈査）　　血漿（上清）

② 総タンパク質の測定

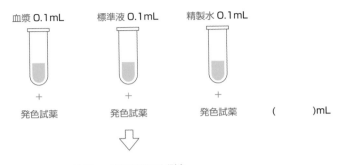

血漿 0.1mL　　標準液 0.1mL　　精製水 0.1mL

＋　　　　　　　＋　　　　　　　＋

発色試薬　　　発色試薬　　　発色試薬　　　　（　　　）mL

540nm での吸光度を測定

③ アルブミン濃度の測定

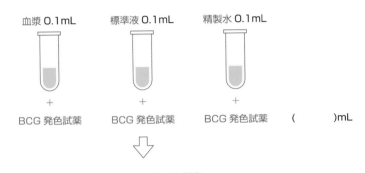

血漿 0.1mL　　標準液 0.1mL　　精製水 0.1mL

＋　　　　　　　＋　　　　　　　＋

BCG 発色試薬　　BCG 発色試薬　　BCG 発色試薬　　（　　　）mL

630nm での吸光度を測定

① 血漿の調製
　得られた血液を低温下で遠心分離し（4℃，2000 rpm，5 分），血漿を分取する．
② 総タンパク質の測定
　3 本の試験管に，血漿 0.1 mL，標準液[b] 0.1 mL，精製水 0.1 mL を採取する．それぞれの試験管に発色試薬[a] を 5.0 mL 加えて撹拌し，室温で 30 分間放置する．精製水をブ

ランクとして 540 nm の吸光度を測定する．
③ アルブミン濃度の測定
　3 本の試験管に，血漿 0.1 mL，標準液[d] 0.1 mL，精製水 0.1 ml を採取する．それぞれの試験管に BCG 発色試薬[c] を 5.0 mL 加えて撹拌し，室温で 30 分間放置する．精製水をブランクとして 630 nm の吸光度を測定する．

Point

① えさの摂取量と体重測定は毎日一定の時刻に行うこと．
② えさ箱からケージに落とした飼料の回収に努め，摂取量をできるだけ正確に測定すること．
③ 解剖は落ち着いて行うこと．

● 結 果

飼育記録表

ラット番号（　　　　） えさの種類（　　　　　　　　　　）

グループの構成メンバー（学生指名）

1．体重と飼料の摂取量

測 定 日	月　　　日	月　　　日	月　　　日	月　　　日	月　　　日	月　　　日	月　　　日
体 重	g	g	g	g	g	g	g
摂 取 量	g	g	g	g	g	g	g

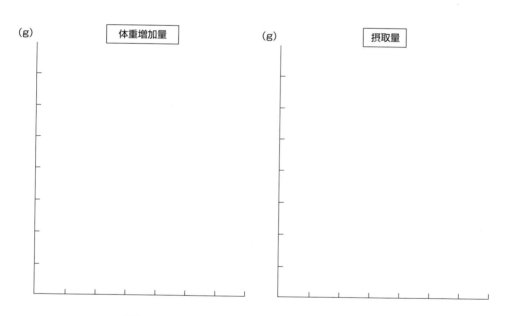

飼料タンパク質の種類と体重増加量および飼料の摂取量

（自分の班の結果だけでなく，タンパク質の種類ごとの
平均（全ラット）を出してグラフを作成するのが好ましい）

2. タンパク質効率の算出

タンパク質効率（%）＝体重増加量（g）/ タンパク質摂取量（g）× 100

各動物の数日間の体重増加量と飼料摂取量の平均値を使用して算出
タンパク質摂取量は各動物のえさのタンパク質含量に飼料摂取量を乗じて求める．考察の（4）参照

	A 群	B 群	C 群	D 群	E 群	F 群
各動物の タンパク質 効率（%）						
平均値 ± SD						

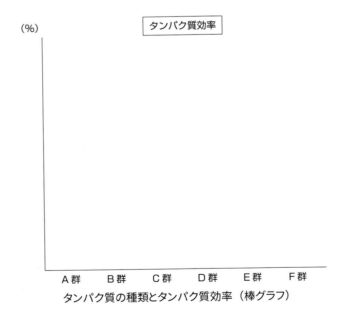

タンパク質の種類とタンパク質効率（棒グラフ）

3. 飼料タンパク質の種類と肝臓・腎臓の重量

	A 群	B 群	C 群	D 群	E 群	F 群
肝臓重量 (g)						
平均値± SD						
腎臓重量 (g)						
平均値± SD						

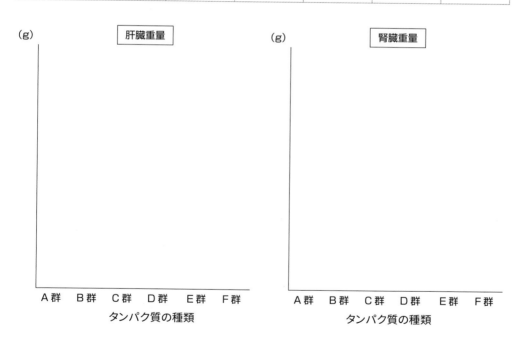

(g)　　肝臓重量

A群　B群　C群　D群　E群　F群
タンパク質の種類

(g)　　腎臓重量

A群　B群　C群　D群　E群　F群
タンパク質の種類

4. 飼料タンパク質の種類と血漿総タンパク質・アルブミン濃度

	A 群	B 群	C 群	D 群	E 群	F 群
総タンパク質						
平均値± SD						
アルブミン						
平均値± SD						
グロブリン						
平均値± SD						
A/G 比						

グロブリン値（g/dL）＝総タンパク質量（g/dL）－アルブミン量（g/dL）

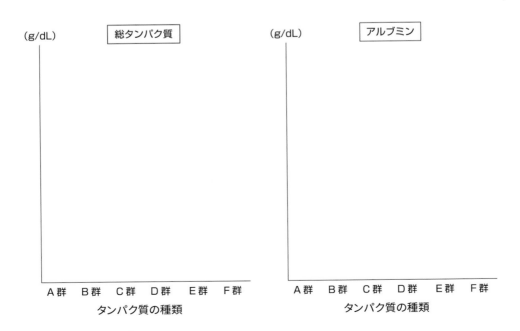

● 考察

（1）食品タンパク質の栄養評価

　食品タンパク質の栄養評価法には，（　　　　　　　　）組成から判断する化学的評価法と，被験タンパク質を摂取させた動物の成長度合いや（　　　　　　）の結果などから判断する生物学的評価法がある．

　前者は，体の成長や維持に要する不可欠アミノ酸量と食品が持つ不可欠アミノ酸量を比較したものであり，この数値を（　　　　　　　　）と呼ぶ．この実験で使用したミルクカゼインのアミノ酸スコアは全て 100 であったが，小麦グルテンでは（　　　　　　　）の含量が最も少なく次いでスレオニンであった．したがって，小麦グルテンの（　　　　　　　　）はリジンである．

```
    第 1 制限アミノ酸　　アミノ酸スコア　　窒素出納　　リジン　　不可欠アミノ酸
```

（2）摂取タンパク質の量とラットの成長

　カゼイン 10 ％食（A 群）とカゼイン 20 ％食（B 群）の体重（　　　）と（　　　）重量を比較すると，（　　　）群よりもタンパク質量の多い（　　　）群の方が明らかに（　　　　　　）．また不可欠アミノ酸が不足しているグルテン 10 ％食（C 群）と 20 ％食（D 群）を比較しても，タンパク質量の多い（　　　）群の方が大きかった．この実験では成長期のラットを使用しているが，実験結果 1 からわかるように，どの被験食でも（　　　　　　）がほぼ同じであることから，体の成長には十分量の（　　　　　　）が必要であることがわかる（ラットの週齢と体重との関係は図 3 を参照）．

```
    タンパク質　　A　　B　　D　　摂取エネルギー量　増加量　　大きかった　　臓器
```

（3）摂取タンパク質の質とラットの成長

　タンパク質量の同じカゼイン 20 ％食（B 群）とグルテン 20 ％食（D 群）の（　　　）増加量と（　　　）重量を比較すると，不可欠アミノ酸のリジンが不足している（　　　）群よりもアミノ酸（　　　）がまさっている（　　　）群の方が明らかに大きかった．

　次にグルテン 20 ％食（D 群）とグルテン 20 ％＋リジン 1 ％食（F 群）の体重増加量と臓器重量を比較すると，不可欠アミノ酸のリジンが不足している（　　　）群に（　　　）を添加した（　　　）群の方が明らかに大きかった．

　これらのことから，不可欠アミノ酸の（　　　　　　）が体の成長に重要であることがわかる．また，後者の実験より不足している不可欠アミノ酸をおぎなえばタンパク質の栄養価が改善されることもわかった．このような栄養改善効果は（　　　　　　　）と呼ばれる（「イラスト栄養学総論」第 2 章 参照）．

```
B  D  F   アミノ酸の補足効果   リジン   体重   臓器   バランス
```

(4) タンパク質効率の求め方とその値が意味するところ

　タンパク質効率は，摂取したタンパク質がどの程度（　　　　　）（体重増加）に寄
与しているかを示す指標である．それゆえにタンパク質効率（％）は，（　　　　）／摂
取タンパク質量×（　　　）で求められ，タンパク質効率の高いタンパク質は栄養価が
（　　　）ことを意味する．本実験ではラットの飼料摂取量を測定しているので，この値に
（　　　　　）を乗ずれば摂取タンパク質量が求められる．

```
タンパク質含有率   体重増加量   からだの成長   高い   100
```

(5) 血漿タンパク質濃度と摂取タンパク質

　血漿アルブミン濃度に対する食品タンパク質の影響を見ると，アルブミンの濃度は
（　と　）群 が最も高く，ついで（　と　）になり，（　と　）群は最も低かっ
た．タンパク質栄養価の低い（　　　　）群でアルブミン濃度が（　　　），栄養価の高
い（　　　　）群で（　　　）かったことから，血漿（　　　　　）濃度は栄養状態
を反映することがわかった．

　この実験では測定しなかったが，タンパク質栄養状態の評価判定に使用される血漿タン
パク質には，（　　）アルブミンや（　　　　　　）および（　　　　）結合タンパ
ク質などがある．

　一方，血漿（　　　　　）から（　　　　　）を差し引いて求めたグロブリンの主成分
は（　　　　　）（抗体）であり，このタンパク質は体内で（　　　）性疾患などが生
じている時に大きく変動する．

```
A  B  C  D  E  F  高  低く  フェリチン  アルブミン
プレ  カゼイン  グルテン  レチノール  炎症  γ-グロブリン  総タンパク質
```

悩んでみよう不思議な点

(1) アミノ酸含量の異なる A 食品と B 食品のタンパク質栄養価はほぼ同じであるという. アミノ酸評点パターンを参考にしつつ，その理由を考えよう.

（窒素 1 g 中の mg 数）

	Ile	Leu	Lys	SAA	AAA	Thr	Trp	Val	His
アミノ酸評点パターン	194	394	325	156	288	169	46	256	113
A 食品	250	500	220	290	580	210	87	380	160
B 食品	200	268	340	150	395	200	75	240	125

(2) 栄養評価法としての次の項目を，計算式を交えてまとめてみよう.

① 見かけの消化吸収率（apparent digestibility；AD）
真の消化吸収率（true digestibility；TD）
② 生物価（biological value；BV）
③ 正味タンパク質利用率（net protein utilization；NPU）

● 動物に関する他の実験例

1. ラットの成長と性差

ヒトでも女性と男性の成長度合いが異なるように，ラットにおいても雌雄で成長に大きな差が認められる（図3）．このテキストでは雄ラットを使用したが，雌ラットを使用した場合，体重増加や肝臓重量が飼料によってどのように変化するかを確かめる.

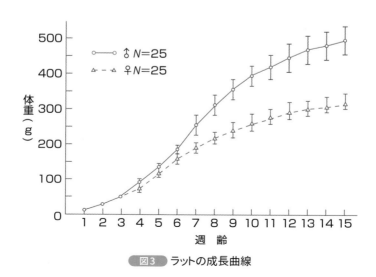

図3 ラットの成長曲線

2. 生物価や正味タンパク質利用率, 消化吸収率の測定

　代謝ケージ（図4）を用いてラットの尿および糞を回収すると, 食品タンパク質の栄養評価である生物価や正味タンパク質利用率および, 摂取食物の消化吸収率などを求めることができる.

　摂取させる食餌中のタンパク質量と糞中に排泄した窒素量は, ケルダール法に従って測定する. また, 尿中の尿素窒素排泄量は, 第11章で実施した臨床検査キットを使用すると容易に測定することができる.

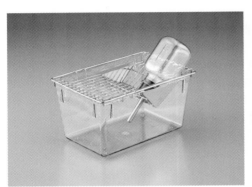 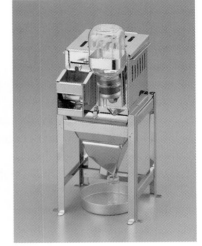

図4 飼育ケージ（左）と代謝ケージ（右）　　（出典：アズワン株式会社）

3. 肝臓および筋肉グリコーゲンの測定

　肝臓や筋肉グリコーゲン量は食餌の有無あるいは食餌の内容により大きな影響を受ける. ここでは, 肝臓と筋肉グリコーゲンの貯蔵量の比較と, 絶食の際に生きていくのに必要なエネルギーを得るには, どちらに貯えられていたグリコーゲンを主に利用するのかを調べる. さらに, 持久的スポーツの実施に先立ち筋肉にグリコーゲンを貯蔵する食事のあり方なども考察する.

　2日間絶食させたラットと食餌ラット, あるいは高糖質食と高脂肪・高タンパク質食を摂取させたラットを用いる. エーテル麻酔後のラット肝臓および腓腹筋（gastrocnemius）を摘出する（腓腹筋は, うつぶせに寝かせたラットの踵から膝に向かってふくらはぎの皮膚と皮下脂肪を取り除くと腓腹筋が見えてくるのでそれを摘出する. なお, 腓腹筋よりも骨に近い部分に平たくて細長い赤色状のヒラメ筋（soleus）がある. ヒラメ筋は量的に少ないものの, ミトコンドリアに富む遅筋として実験に使われることが多い）.

　2本の大試験管①②に肝臓または筋肉を1gずつ入れる. 30％水酸化カリウム溶液2mLを加え, 組織を中に沈める. ここまでの操作は素早く行う. 沸騰している水浴に試験管を入れ時々撹拌しながら20分間煮沸し, その後氷冷する. 各試験管に飽和硫酸ナトリ

ウム液を 0.2 mL 加え混合し，さらに 95 % エチルアルコール溶液を 5 mL 加え撹拌後，氷水に 5 分間つける．目盛り付き遠心管③④に移し 2500 rpm で 5 分間遠心する．上清を捨て，沈殿に精製水を加えて 5 mL とする．40℃ 位に暖め沈殿物を完全に溶かす．各遠心管より 0.1 mL を大試験管⑤⑥にとり，水 10 mL を加えよく混合する．その内の 0.5 mL を試験管⑦⑧にとり，精製水 0.5 mL を加える．5 % フェノール水溶液 1 mL を加え混合した後，濃硫酸 5 mL を少しずつ加える（熱が発生するので危険である．また濃硫酸が手にたれるとやけどをするのでゴム手袋をして注意しながら混合すること．メガネをかけて行うとなおよい）．30 分間放置した後 490 nm での吸光度を測定する．

　グリコーゲン溶液（0.1, 0.2, 0.3, 0.4 および 0.5 mg/mL）を 1 mL ずつ試験管にとり，フェノール溶液 1 mL と濃硫酸 5 mL を加え検量線を作る．この検量線を用いて，肝臓と筋肉に含まれているグリコーゲン濃度を求める．

　グリコーゲンの定量法としては，摘出した組織にグルコアミラーゼを作用させてグリコーゲンを分解し，生じたグルコースをヘキソキナーゼやグルコース−6−リン酸脱水素酵素を用いて酵素的に測定する方法もある（Methods of Enzymatic Analysis, Vol. VI ,pp. 11-18）．

4．血漿グルコースと脂肪酸濃度の測定

　上記 3．で食餌制限を行ったラットの血液を採取し，血漿中のグルコース濃度と脂肪酸濃度を測定する．いずれも，臨床検査キットを使用すると簡単に測定できる．

　絶食に伴い，肝臓グリコーゲンがほぼ枯渇するにもかかわらず血糖は維持されていること，また絶食ラットの血漿脂肪酸濃度が著しく上昇するが食餌を与えているラットの脂肪酸濃度が低く維持されている．この理由を考えてみよう．

参考文献
(1) 五島 孜郎編「栄養学領域からみた生理生化学実験」建帛社

第13章
細 胞 分 画

● 目 的

　動物細胞は，細胞膜で囲まれており，中に核，リボゾーム，リソゾーム，ミトコンドリア，小胞体，ゴルジ体などを含んでいる．この実験では，細胞内小器官を分画し，各々に特徴のある成分を測定することにより，分画の有無を確認してみる．

● 序 論

　細胞は，リン脂質とタンパク質による二重層の細胞膜で外界と仕切られている．細胞膜は，細胞の形を維持するだけでなく，細胞の内外に物質をやり取りするためのポンプやイオンチャネル，受容体などを含んでいる．その中に含まれる細胞内小器官には，核，ミトコンドリア，リボゾーム，小胞体，ゴルジ体，リソゾームなどがある．核は，遺伝物質である DNA を含んでいる．ミトコンドリアは，内膜と外膜の二重の膜構造をもち，ATP を合成したり，脂肪酸の酸化分解，尿素合成などを行っている．ゴルジ装置は，核の情報に従ってリボゾームで作られたタンパク質に糖鎖を結合させるとともに，細胞外に分泌するまで蓄えておく器官である．リソゾームは，中に加水分解酵素を持ち，細胞内に取り込まれた物質を消化し，残骸を細胞外に放出する役割を持つ．

　これらの細胞成分の機能を調べる際には，純度よく分画する必要がある．この実験では，タンパク質や脂質などの構成比率の違いにより比重が異なることを利用して，ショ糖溶液と遠心力を用いて細胞内小器官を分画する．その後，各小器官にしか含まれていない酵素（マーカー酵素という：ミトコンドリア画分はコハク酸脱水素酵素）を測定し，ミトコンドリア画分の純度を確認する．

● 準 備

1 実験材料と試薬

(a)　ラット

(b)　麻酔用エーテル

(c)　0.25 M ショ糖溶液（10 mM トリス塩酸緩衝液（pH 7.4）で調製）

(d)　0.1 M リン酸緩衝液（pH 7.4）

(e)　0.02 % メチレンブルー水溶液（MB）

(f)　0.1 M コハク酸ナトリウム溶液（d のリン酸緩衝液で調製）

(g)　流動パラフィン

2 器具・器械

小はさみ	1本
ビーカー	1個
小ロート	1個
小試験管	3本
遠心管	5本
ガーゼ	

ポッター型ホモジナイザー（ポジトロンホモジナイザーでもよい）

高速冷却遠心器

第13章

細胞分画

● 操作

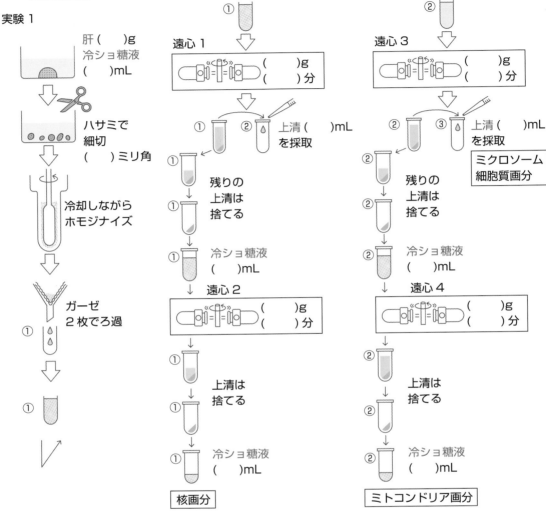

実験1

肝（　　）g
冷ショ糖液
（　　）mL

ハサミで
細切
（　　）ミリ角

冷却しながら
ホモジナイズ

ガーゼ
2枚でろ過

①

①

遠心1

①

（　　　）g
（　　　）分

①　　　②　上清（　　）mL
　　　　　　を採取

①
残りの
上清は
捨てる

①

①　冷ショ糖液
　　（　　）mL

遠心2

（　　　）g
（　　　）分

①
上清は
捨てる

①

①　冷ショ糖液
　　（　　）mL

核画分

遠心3

②

（　　　）g
（　　　）分

②　　　③　上清（　　）mL
　　　　　　を採取

②
残りの
上清は
捨てる

②

②　冷ショ糖液
　　（　　）mL

ミクロソーム
細胞質画分

遠心4

（　　　）g
（　　　）分

②
上清は
捨てる

②

②　冷ショ糖液
　　（　　）mL

ミトコンドリア画分

実験1　細胞分画

　ショ糖溶液を入れたビーカーをあらかじめ氷冷しておく．一夜絶食させたラットをエーテル麻酔し，頸動脈より放血後すばやく肝臓を摘出し，冷ショ糖液につける．充分に冷却後，門脈から噴水ビンを使って冷ショ糖液を還流し余分な血液を除く．ろ紙で水分を除き，湿重量を測定し，1 gに対し10 mLの冷ショ糖液を加え，はさみで5ミリ角程度に細切する．ホモジナイザーで冷却しながら塊がなくなるまでホモジナイズする．

　ホモジネートをガーゼ2枚でろ過しながら遠心管①に移し，600 × gで10分，4℃で遠心分離する．遠心管①の上清7.0 mLを遠心管②に移す．①に残った上清を除き，沈殿を10 mLの冷ショ糖液に分散させる．この①の遠心管を600 × gで10分間再度遠心分離する．①の上清を除き沈殿を10 mLの冷ショ糖液に分散し核画分とする．

　遠心管②を9000 × gで10分間遠心分離する．②の上清6 mLを遠心管③に移し，ミクロソーム・細胞質画分とする．②の上清を除き沈殿を7 mLの冷ショ糖液に分散させ，9000 × gで10分間再度遠心分離する．②の上清を除き沈殿を7 mLの冷ショ糖液に分散させミトコンドリア画分とする．

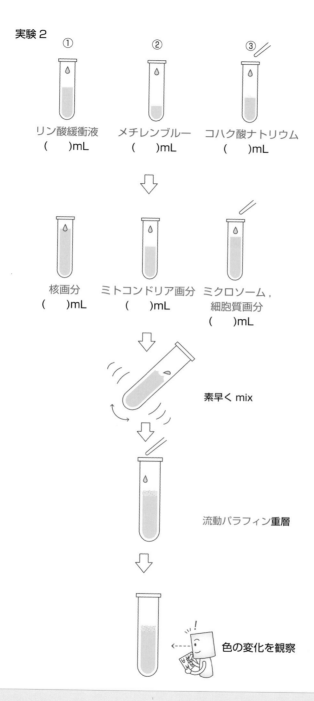

実験2

① ② ③

リン酸緩衝液　　メチレンブルー　コハク酸ナトリウム
（　　）mL　　（　　）mL　　（　　）mL

核画分　　　ミトコンドリア画分　ミクロソーム,
（　　）mL　　（　　）mL　　細胞質画分
　　　　　　　　　　　　　（　　）mL

素早く mix

流動パラフィン重層

色の変化を観察

実験2　ミトコンドリア画分

試験管3本用意し，各試験管にリン酸緩衝液 a) 0.5 mL, メチレンブルー e) 0.2 mL, コハク酸ナトリウム f) 0.4 mL, 各分画液 0.3 mL を加え，混合後素早く流動パラフィンを壁面に沿って表面を覆う程度に重層する．静かに放置し，色の変化を観察する．

● 結 果

1. 細胞分画（沈殿の様子と色塗り）

600g 10 分後の①
（遠心 1）

9000g 10 分後の③
（遠心 3）

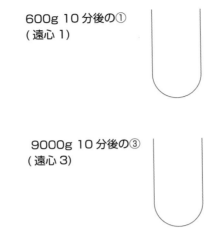

2. 画分の定性反応（マーカー酵素の測定）

色の変化スケッチ （コハク酸脱水素酵素）	核 画 分		ミトコンドリア画分		ミクロソーム・ 細胞質画分	
	直後	放置後	直後	放置後	直後	放置後

● 考 察

実験 1（細胞分画）

　ラットを放血後，肝臓を取り出しホモジネートすると，茶色ぽい液体ができた．ここには，細胞と外界との境である（　　　　）の破片や，遺伝物質を含む（　　　　），細胞内消化酵素を持つ（　　　　　），呼吸鎖を持つ（　　　　　　　），タンパク質合成に必要な（　　　　）などが入っている．これに，$600 \times g$ 程度の遠心力をかけると，まず（　　　）が沈殿する．さらに，$9000 \times g$ の遠心力をかけると，次に重い（　　　　　　）が沈殿する．小胞体を含むミクロゾーム画分を沈殿させるには，さらに大きな遠心力（$125000\ g$）を必要とする．

```
    核　　　細胞膜　　　ミトコンドリア　　　リソゾーム　　　リボソーム
```

実験 2（原理）

ミトコンドリア画分の定性

　反応液中のコハク酸は，ミトコンドリアの内膜に酵素複合体として存在している（　　　　　　　）により，（　　　　　　）に変化する．その際，水素 2 原子がとれ，（　　　　　　）に受け渡され（　　　　　）となる．同時に加えてあるメチレンブルー（MB）は，$FADH_2$ の 2 つの水素原子を受け取り，無色の（　　　　　　　）となる．したがって，ミトコンドリアが あると，液の色は無色になる．

```
    コハク酸脱水素酵素　　　FADH₂　　　FAD　　　MBH₂　　　フマール酸
```

Point

　遠心力は，遠心器のローターの半径（R）と回転数（N）から，以下の式により算出が可能である．

$$遠心力\ g = 1118 \times R\ (\text{cm}) \times N^2\ (\text{rpm}) \times 10^{-8}$$

悩んでみよう不思議な点

（1）ミトコンドリア画分の定性反応で，なぜ，流動パラフィンを重層して，酸素を遮断しなければいけないのか？

第13章

細胞分画

107

● 細胞分画に関する他の実験例

1. ミトコンドリアを顕微鏡で観察する

清浄にしたスライドグラスにヤーヌスグリーンBの20000〜40000倍希釈溶液を滴下して均一に塗り広げ，垂直にして乾かした後，ミトコンドリア画分を1滴たらしてカバーグラスをかけて顕鏡すると，球状青黒色のブラウン運動が見られる．

2. ミトコンドリアの呼吸を調べる

溶存酸素計を用いて，反応セル中の液の溶存酸素を測定し，コハク酸とADPを同時に反応させた時の酸素消費量を測定することにより，阻害剤を用いた呼吸調節の実験を行うことができる．

3. ミクロゾーム画分を調整する

125000 ×gがかけられる超遠心器を保有していれば，ミクロソーム，細胞質画分を125000 × g，60分遠心することにより，ミクロゾーム画分を沈殿分取することが可能である．この分画のマーカーは，NADPHの550 nmでの吸光度の減少を伴うNADPH-シトクロムC還元酵素である．なお，上清は可溶性画分といい，乳酸脱水素酵素が含まれている．ミクロゾーム画分は，0.25 Mショ糖に懸濁し暗視野顕微鏡で見ると，ブラウン運動が見られる．

参考文献
(1) D. T. Plummer 著 広海 啓太郎他訳「実験で学ぶ生化学」東京化学同人
(2) 吉田 勉監修「新しい生化学・栄養学実験」三共出版

第14章
タンパク質・アミノ酸の定性反応

・目的

　　タンパク質はアミノ酸からできている．この実験では，未知検体に対して，タンパク質の構造や，特殊なアミノ酸残基に基づく定性反応を組み合わせて行うことによりタンパク質，アミノ酸の性質を理解する．

・序論

（1）タンパク質の定性反応

　　タンパク質に水を加えると，タンパク質を構成するアミノ酸残基の負（−）の電荷の所に水分子の水素イオン（H^+）が，正（＋）の電荷の所に水分子の水酸化物イオン（OH^-）が集まってくるため，水に溶けた状態を保つことができる．ところが，ここに濃厚な塩類（飽和硫酸アンモニウム水溶液）を加えると，塩のアンモニウムイオン（NH_4^+）が水素イオンに置き換わり，塩の硫酸イオン（SO_4^{2-}）が水酸化物イオンに置き換わるため，水分子がタンパク質から排除され，タンパク質が沈殿する（濃厚塩類による塩析反応）．また，タンパク質を構成するアミノ酸は，ペプチド結合（-CO-NH-）でつながれている．このペプチド結合部分と銅イオンが配位するため，タンパク質溶液に銅イオンを加えると，青紫の呈色が見られる（ビウレット反応）．その他のタンパク質の定性反応として，有機溶媒（エチルアルコールやアセトンなど）やトリクロロ酢酸などで沈殿させる方法，熱による凝固反応などがある．

（2）アミノ酸の定性反応

　　$α$-アミノ酸に共通の反応として，アミノ基と反応するニンヒドリン反応，アミノ酸の特殊な構造に基づく呈色反応として，①チロシンやトリプトファンなどの芳香族アミノ酸と反応するキサントプロテイン反応，②シスチンやシステインなどの含硫アミノ酸と反応する硫化鉛反応などがある．

● 準 備

1 試薬

タンパク質とアミノ酸の試料溶液

- (a)　0.2 % アルブミン溶液
- (b)　0.2 % ゼラチン溶液
- (c)　0.2 % トリプトファン溶液
- (d)　0.2 % システイン溶液
- (e)　0.2 % ロイシン溶液

定性反応用試薬

- (f)　77 % 飽和硫安溶液（$(NH_4)_2SO_4$）
- (g)　ビウレット試薬（0.15 % $CuSO_4$ -0.6 % $KNaC_4H_4O_6$ -3 % NaOH）
- (h)　1 % ニンヒドリン溶液
- (i)　濃硝酸
- (j)　50 % 水酸化ナトリウム溶液（NaOH）
- (k)　10 % 水酸化ナトリウム溶液
- (l)　10 % 酢酸鉛溶液（Pb(CH_3COO)$_2$）

2 器具・器械

大試験管	25 mL
駒込ピペット	2 mL
滴びん	
水浴	
ガスバーナー	

● 操 作

濃厚塩類による沈殿反応

試料 a)〜e) 2 mL に飽和硫安溶液 f) を 2 mL 加えると，タンパク質であれば沈殿が生ずる．

ビウレット反応

試料 a)〜e) 2 mL にビウレット試薬 g) を 2 mL 加えると，タンパク質であれば青紫色になる．

ニンヒドリン反応

試料 a)〜e) 2 mL にニンヒドリン溶液 h) を数滴加え，1〜2 分間加熱し，放置すると，α–アミノ酸であれば青紫色になる．

キサントプロテイン反応

試料 a)〜e) 2 mL に濃硝酸 i) を 1 mL 加え，加熱して白色沈殿が溶解して黄色くなったら，冷却後，水酸化ナトリウム溶液 j) を 2 mL 加えると，芳香族アミノ酸や芳香族アミノ酸を多く含むタンパク質であれば橙黄色になる．

硫化鉛反応

試料 a)〜e) 2 mL に水酸化ナトリウム溶液 k) を数滴加え混合し，酢酸鉛溶液 l) を数滴加え，白濁した沈殿を加熱すると，含硫アミノ酸であれば黒色になる．

● 結果と考察

与えられた未知試料がそれぞれ何であるか考えよう．どうしてその結論にいたったかを反応の性質とタンパク質とアミノ酸の性質を組み合わせて考えよう．

悩んでみよう不思議な点

（1）定性反応の原理を調べてみよう．

第14章
タンパク質・アミノ酸の定性反応

111

第15章
糖の定性反応

● 目的

糖は１つの分子中に複数の水酸基とアルデヒド基またはケト基を持つものである．この特徴を持つ最小の単位を単糖，単糖が２個結合したものを二糖，多数つながったものを多糖という．この実験では糖の特徴をいろいろな反応を使って調べ，糖の構造と性質を理解する．

● 序論

糖はその性質により大きく３つに分類される．炭素の数による分類，アルデヒド基を持つアルドースか，ケト基を持つケトースかの分類，構成する単糖の数による分類である．

炭素の数が３，４，５，６，７の糖をそれぞれトリオース，テトロース，ペントース，ヘキソース，ヘプトースという．ペントースは核酸に含まれ，ヘキソースは最も一般的な糖である．ヘキソースの中のグルコースとフルクトースの構造を見てみよう．

α-D-グルコース（環式）　　D-グルコース（鎖式）　　β-D-グルコース（環式）

β-D-フルクトピラノース　　D-フルクトース　　β-D-フルクトフラノース

グルコースはアルデヒド基を，フルクトースはケト基を持ち，水溶液中では環式と鎖式の構造の間を行ったり来たりして平衡が保たれている．１番目の炭素がアルデヒド基になるアルドースや，２番目の炭素がケト基になるケトースは還元性を示す（バーフォード反応）．

二糖類は単糖がグリコシド結合でつながっている．マルトースは，図のように１番目と４番目の炭素に結合している水酸基との間で脱水縮合している．右のグルコースの１番目の炭素には何も結合していないので還元性がある．しかし，スクロースはグルコースの１番目の炭素の水酸基とフルクトースの２番目の炭素の水酸基との間で脱水縮合しているため還元性はない（フェーリング反応）．マルトースの還元性は単糖より弱いのでバーフォード反応には長い時間を必要とする．さらに溶液中に酸が存在すると，ケトースはアルドー

スに比べ容易にフルフラール誘導体になるため，ケトースを見分けることができる（セリワノフ反応）．でんぷんは，グルコースが直鎖状につながったアミロースと枝分かれ状につながっているアミロペクチンの混合物である．アミロースは6個のグルコース単位毎にらせん構造をとっており，ヨウ素が存在するとらせん構造の中にヨウ素が入り，紫色を呈する（ヨウ素反応）．

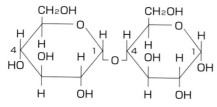

（α-D-グルコース）（α-D-グルコース）　　　　（α-D-グルコース）（β-D-フルクトース）
マルトース（麦芽糖）　　　　　　　　　　ショ糖（スクロース）

● 準 備

1 実験材料と試薬

糖の試料溶液
- （a）　0.1 % グルコース溶液
- （b）　0.1 % フルクトース溶液
- （c）　0.1 % マルトース溶液
- （d）　0.1 % スクロース溶液
- （e）　0.1 % でんぷん溶液

定性反応用試薬
- （f）　5 % α-ナフトール・エチルアルコール溶液
- （g）　濃硫酸
- （h）　フェーリング試薬：$CuSO_4 \cdot 5H_2O$ 6.93 g/100 mL と，酒石酸カリウム・ナトリウム 34.6 g，NaOH 10 g/100 mL の等量混合液
- （i）　バーフォード試薬：酢酸銅 6.65 g，氷酢酸 0.9 mL/100 mL
- （j）　セリワノフ溶液：レゾルシン 0.05 g/4N–HCl 100 mL
- （k）　0.01 N ヨウ素溶液

2 器具・器械

試験管	25 本
駒込ピペット	2 mL
	5 mL
試験管立て	
試験管はさみ	
温度計	
水浴	

● 操 作

モーリッシュ反応

　試料 a)〜e) 2 mL に 5 ％ α-ナフトール溶液 f) 2,3 滴加え混合後, 駒込ピペットで濃硫酸 g) 約 2 mL を試験管の内壁にピペットの先端をつけ静かに加える. 混合はしない. 濃硫酸は強い脱水作用があり, やけどをするので皮膚につけないこと！ 硫酸は比重が重いので下に沈み, 水層との界面に赤紫色の輪ができる. 糖類共通の反応である.

フェーリング反応

　試料 a)〜e) 2 mL にフェーリング試薬 h) 5 mL を加えよく混合後, 沸騰水浴中で 5 分間加熱する. 還元糖があると試験管の底に赤褐色の沈殿が生じる.

バーフォード反応

　試料 a)〜e) 2 mL にバーフォード試薬 i) を 5 mL 加え, 沸騰水浴中で 5 分間加熱する. 単糖類があると 5 分間の加熱により赤褐色の沈殿が生じる. 反応時間を長くすると二糖類でも沈殿が生じる.

セリワノフ反応

　試料 a)〜e) 2 mL にセリワノフ試薬 j) 2 mL を加え沸騰水浴中で 3 分間加熱する. ケトースが存在するとピンク色になる.

ヨウ素でんぷん反応

　試料 a)〜e) 2 mL にヨウ素-溶液 k) を 3 〜 5 滴加え混合する. でんぷんがあれば紫色に呈色する.

● 結果と考察

　与えられた未知試料 a 〜 e がそれぞれ何であるか考えよう. どうしてその結論にいたったか反応の性質と糖の性質を組み合わせて考えてみよう.

悩んでみよう不思議な点

　（1）各々の反応がどのようにして起きるか調べよう.

索引

薬品中毒の応急処置

専門医に連絡をとり，化学薬品の種類，量，中毒状況（飲み込み，吸入，皮膚付着など）および発生時刻を告げる．

応急処置の方法を間違えると，より症状が悪化することがあるので，中毒の原因となった薬品に応じた応急処置を行うこと．

中毒情報の問い合わせ先　日本中毒情報センター（中毒 110 番）　https://www.j-poison-ic.jp/
一般専用電話 TEL：072-727-2499　　　医療機関専用有料電話　TEL：072-726-9923
TEL：029-852-9999　　　　　　　　　　　　　　　　　　　　　TEL：029-851-9999

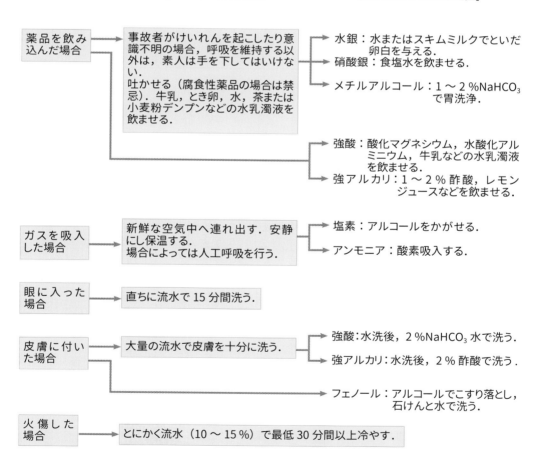

【一般的な応急処置】　　　　　　【薬品に応じた応急処置】

薬品を飲み込んだ場合 → 事故者がけいれんを起こしたり意識不明の場合，呼吸を維持する以外は，素人は手を下してはいけない．
吐かせる（腐食性薬品の場合は禁忌）．牛乳，とき卵，水，茶または小麦粉デンプンなどの水乳濁液を飲ませる．

→ 水銀：水またはスキムミルクでといだ卵白を与える．
→ 硝酸銀：食塩水を飲ませる．
→ メチルアルコール：1 〜 2 ％NaHCO₃ で胃洗浄．

→ 強酸：酸化マグネシウム，水酸化アルミニウム，牛乳などの水乳濁液を飲ませる．
→ 強アルカリ：1 〜 2 ％ 酢酸，レモンジュースなどを飲ませる．

ガスを吸入した場合 → 新鮮な空気中へ連れ出す．安静にし保温する．
場合によっては人工呼吸を行う．

→ 塩素：アルコールをかがせる．
→ アンモニア：酸素吸入する．

眼に入った場合 → 直ちに流水で 15 分間洗う．

皮膚に付いた場合 → 大量の流水で皮膚を十分に洗う．

→ 強酸：水洗後，2 ％NaHCO₃ 水で洗う．
→ 強アルカリ：水洗後，2 ％ 酢酸で洗う．
→ フェノール：アルコールでこすり落とし，石けんと水で洗う．

火傷した場合 → とにかく流水（10 〜 15 ％）で最低 30 分間以上冷やす．

関連テキスト情報

(1) イラスト 生化学入門　栄養素の旅（第4版）

相原英孝・大森正英・尾庭きよ子・竹中晃子
田村明・長村洋一・野澤義則　著
B5判 184 ページ　本体 2,400 円＋税
ISBN：978-4-8082-3060-9

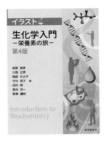

(2) イラスト 栄養学総論（第9版）

田村明・城田知子・平戸八千代 著
B5判 240 ページ　本体 2,200 円＋税
ISBN：978-4-8082-6083-5

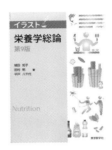

東京教学社　イラストシリーズテキスト　「栄養・生活科学」

イラスト 社会・環境と健康 - 公衆衛生学 -／イラスト 公衆衛生学／イラスト基礎栄養学
　イラスト 人体の構造と機能および疾病の成り立ち／イラスト 応用栄養学
イラスト 応用栄養学実習／イラスト 生化学入門 - 栄養素の旅 -／イラスト栄養学総論
　イラスト 栄養教育・栄養指導論／イラスト公衆栄養学／イラスト給食経営管理論
イラスト 症例からみた臨床栄養学／イラスト 食品学総論／イラスト 食品の安全性
　イラスト 健康管理概論／イラスト 健康増進科学概論／イラスト 解剖生理学
イラスト 解剖生理学実験／イラスト 食品加工・食品機能実験／イラスト調理科学
　イラスト 運動生理学／イラスト 病理学 - 疾病のなりたち -／イラストスポーツ栄養学
イラスト 人体 - そのしくみと働き -／イラスト 人体の中の自然科学
　イラスト 運動・スポーツ生理学／イラスト スポーツ・運動と栄養 理論と実践
イラスト アダプテッド・スポーツ概論／イラスト 子どもの食と栄養

詳細は HP よりご確認いただけます ☞
https://www.tokyokyogakusha.com/

イラスト 栄養生化学実験 —— 第 2 版 ——

ISBN 978-4-8082-6077-4

2004 年 4 月 1 日　初版発行	著者代表 ⓒ 田　村　　　明
2021 年 3 月 1 日　2 版発行	発 行 者　鳥　飼　正　樹
2024 年 9 月 1 日　4 刷発行	印　　刷
	製　　本　港北メディアサービス株式会社

発行所　株式会社 東京教学社

郵 便 番 号　112-0002
住　　　所　東京都文京区小石川 3-10-5
電　　　話　03（3868）2405
Ｆ　Ａ　Ｘ　03（3868）0673
http://www.tokyokyogakusha.com